シニア専門トレーナーが教える

高齢者専門
パーソナルトレーナー
枝光聖人

転倒を防ぐ7つの体操
コロバヌエクササイズ

自由国民社

はじめに

こんにちは！

中高年専門パーソナルトレーナーの、枝光聖人です。

この本は、あなたや、あなたの大切な高齢者の方が**「転ばなくなる」**ための本です。

内容を実践することで、あなたは転倒を予防することができ、もし転んでも大事には至らず、最小限のダメージで済むことでしょう。

また以前よりも「心身健康」になり、精神的に落ち込むことが減り、毎日を意欲的に元気よく過ごせるようにもなるでしょう。

本書を読んでいただくだけで、その知識があなたのものになります。

でも、この本を手に取った方の中には、

「ちょっと待って。私は大丈夫。体力には自信があるからそうそう転びませんよ」

「そもそも、ちょっと転ぶくらい、なんてことないでしょ？」

と思っている方もいらっしゃるかもしれませんね。

そんな方にぜひ、見ていただきたいデータがあります。

・厚生労働省の2017年の人口動態調査によれば、転倒・転落による死者数は年間約9673人もいて、これは**交通事故による死者数の約2・7倍**です
・消防庁の2017年のデータによれば、東京都内で転倒によって救急搬送された65歳以上の高齢者は5万5614人もいて、これは**全ての救急搬送の8割以上**を占めています
・内閣府の2017年度高齢社会白書によれば、**高齢者の事故は住宅内が最も多く**、65歳以上では約77％にも上ります

いかがでしょうか？　想像以上に多く、かつ深刻だったのではないでしょうか。

転ぶことはもっとも身近な事故であり、そして重大な事故でもあるのです。

それだけではありません。高齢者の方が転んでしまうとそれがきっかけとなり、その後の人生の質が、大きく下がってしまう可能性が高いのです。

たとえば、「転ぶ→寝たきりになる→要介護になる」というのも、その1つです。

また、「家の中で転ぶ→外に出かける自信がなくなる→引きこもる」こともあります。

あるいは、「転ぶ→慎重になって活動量が減る→筋肉が減る→引きこもるようになる」というパターンもあります。さらには、「親が転ぶ→周囲があれもこれもさせなくする→前向きに考えられなくなり高齢うつになる」ことも、珍しくありません。

転倒はその後の人生の質を大きく下げる「負の連鎖の入り口」であることが、お分かりいただけると思います。

だから大げさではなく、**人生の質は「転ばないで済むかどうか」にかかっている**のです。

でもご安心ください。この本では、私が中高年専門パーソナルトレーナーとして20年以上、のべ3万件の指導実績から得られた知見がふんだんに盛り込まれています。

本書を読み、実践することで転びにくい身体になるだけでなく、今よりも心身健康になれることをお約束しましょう。

ぜひ期待しつつ、楽しみながら読み進めてみてください。

もう転ばなくてすむ、「**コロバヌ**」の世界にようこそ。

目次

第3章 転ばないための「神経」のはなし 93

第１章

人生を変えてしまう「転倒」の恐ろしさ

恐ろしい！「ちょっとした転倒」

まず、実際にあったエピソードをご紹介しましょう。

私のジムに通われている**50代女性Aさん**の、お母さんのお話です。

お母さんは85歳で、ひとり暮らしをされていました。娘のAさんはすぐ近くに住んでいたので、たまに顔を出すようにしていたそうです。

ある日Aさんは仕事を終え、お母さんの家に寄りました。しかし玄関のチャイムをいくら鳴らしても返事がなく、出て来ません。不安になったAさんがよくよく耳を澄ますと、家の奥のほうから声のようなものが聞こえてきます。慌てて合い鍵で中に入って行くと、お母さんは奥の部屋で、うつ伏せになって倒れていたのです。

Aさんが急いで介抱したのはいうまでもありません。幸いお母さんに意識はあったので事情を聞いてみると、なんと**10時間もうつぶせのまま、動けなかった**のだそうです。

原因は、転倒でした。どの家にもよくある本とか新聞を重ねたものに、足をとられて転んだのです。その衝撃で床に顔を打ちつけてしまい、意識がもうろうとして、半分気絶のような状態になってしまいました。加えて精神的なショックも大きかったため、起き上がれなかったのです。その後病院にいき、大事にには到らなかったのは、不幸中の幸いでした。

しかし、おりしも季節は真夏でしたので、当然室内は高温。Aさんは「もしその日に家に行かなかったら…」と思うと、今でも怖くなってしまうそうです。

ここで私がお伝えしたいのは、今の日本では、こうした事故は珍しくないということです。むしろ高齢化社会が進むにつれて、今後もっと増えていく可能性が高いでしょう。

だからあなたの親御さんにも、そしてあなた自身にも「転倒」は身近な問題だと知っていただきたいのです。Aさんの事例は、**決して他人事ではなく、今日あなたの家族に起こるかもしれないこと**なのです。

なお、このお話には続きがあります。

大きな転倒を経験したお母さんですが、それでもAさんと一緒に住むのは拒否されて、ひとり暮らしを続けたいとおっしゃったそうです。

これはよくある話で、多くの高齢者の方に共通している思いは、「人の世話になりたくない」

「自分で自立して生きていたい」「娘さんとか息子さんにも迷惑かけたくない」といったことなんですね。

この話を聞いた私はAさんと相談して、お母さんに転ばないためのトレーニング、「**コロバヌエクササイズ**」を、指導させていただくことにしました。

そして現在。お母さんはすっかり元気になり、あれから一度も転んでいません。以前よりもずっと元気になり、1人で外出する回数も増え、健康な人生を楽しみながら、私のジムにも通い続けていらっしゃいます。

この本を読みすすめることで、Aさんのお母さんのようになっていただけることでしょう。

危険な転倒を少しでも減らし、健康な日々を長く過ごしていただくこと。そのために「転ばない」ための知識と方法をお伝えすること。

そのために必要なことが、本書には書かれているのですから。

なぜ年を取ると転びやすくなるのか？

この本では、高齢者の方に特に配慮した内容になっています。一般に高齢者の方ほど転倒しやすいからです。

そこでまず、なぜ高齢者の方は転びやすいのか？という理由をお話ししましょう。そうすることで、コロバヌエクササイズの必要性も、お分かりいただけると思うためです。

結論から言えば、高齢者の方が転びやすくなってしまう理由は３つあります。それは、「**視力**」「**体幹**」そして「**バランス能力**」です。

まず「**視力**」について、お話ししましょう。

あなたは、「閉眼片足立ちテスト」をご存知でしょうか？　目をつぶって肩足で立って、何秒倒れずにいられるかを測る、というテストです。体育の授業などで、やった人もいるかもしれませんし、介護予防教室のカリキュラムにも含まれていることがあるので、それでご存知の方もいることでしょう。

あのテストを思い出してもらうと分かると思うのですが、目をつぶると、とたんに転びやすくなってしまいますよね。つまり人間は視力でバランスをかなり補正しています。目からの情報を元に、身体の傾きを無意識に調整しているのです。

それは視力が落ちることについても同じです。もともと無意識に行なっているので意識しづらいのですが、視力が落ちることによって、確実に体の調整の能力自体が落ちてしまいます。そして高齢者の方は視力が衰えがちですから、それによって転びやすくなる。これが、高齢者の方が転びやすくなってしまう理由の1つ目です。

2つ目の理由は「**体幹**」です。

私たちは、生活の中で体の末梢（末端）は比較的多く使いますよね。手を多く使うことは当然として、歩くときにはヒザから下をよく使っています。

しかし、胴体を使う頻度は、比較的少ないでしょう。年を重ねると、ひねったり、かがんだり、伸び上がったり、という動作が減ります。使われないので、胴体の筋肉をコントロールする能力、つまり胴体の筋能力が落ちてきます。

するとどうなるかというと、胴体を使うと疲れてしまう。本人は自覚していなくとも、疲れることは身体が勝手にやめてしまいます。その結果、先端だけで何かをする、という動きになってくるのです。

たとえば、高齢者の方の歩き方は、歩き出すときに足の先端だけを上げて、すり足で歩くような歩き方になっていますね。あれが、先端だけを使おうとする動きかたです。

比較すると分かるのですが、若い人は逆になります。根本から足を上げて、膝を振り出し、最後に末端である足首が動く、という順番です。足のつけ根とか胴体のほうが太いので、力強く歩けます。だから転びにくいのです。

このように、体幹が使われないことによって胴体の筋能力が衰え、細い足先の筋肉で歩こうとするから、転びやすくなってしまうのです。

高齢者の方が転びやすくなってしまう理由の３つ目は、「**バランス能力**」です。

例を挙げましょう。立っているにしても歩いているにしても、私たちは足の裏で体重を支えます。足の裏の接地している感覚が脳に伝わって、右に傾けば左に重心を乗せたり、前に行けば後ろに行ったりしながら、私たちは巧みにバランスを調整しています。

このバランス能力が高ければ、安定して筋肉に力が入りますから、なかなか転びません。逆に安定しなければ筋肉に力が入りませんから、踏ん張ることができず、転びやすくなります。

つまりバランス能力は筋力を引き出して踏ん張ることにもつながる大事な要素。神経と筋肉が高度に連動した、転ばないための総合的な能力なのです。

いかがでしょうか。高齢になると、視力、体幹そしてバランス能力が下がりがちなので、転びやすくなるということなのです。

このうち、**確実に強化できるのは、体幹の「筋肉」と、バランス能力をつかさどる「神経」の2つ**です。この2つのキーワードを、覚えておいてください。

転ばないために、一番大切なこと

これから「転ばない」ための考え方や方法をお話ししましょう。私が長年考え抜き、実際に試し、こだわり抜いたメソッドです。

その前に、1つ質問させてください。

転ばないために、一番大切なことは何でしょうか?

「体の柔軟性？」「バランス感覚？」「それとも筋力？」

たしかにそれらも大切ですね。でも私の考えは少し違います。

もっとも大切なのは、「**自信**」だと考えています。

「たとえ転んでも最悪の事態を避けられる」という心構えを持つことが、転ばないためのポイントなのです。


この考え方は、柔道などの「受け身」と同じです。

柔道では、一番最初に受け身を教わります。「いつ投げられてもなんとかなる」という自信がなければ、相手に投げられる練習や試合などは怖いし危険で、とてもできませんね。

「転ばない」ことについても同じなのです。

もし「絶対に転んじゃいけない」などと身構えてしまうと、筋肉が堅くなります。身体が思うように動かなくなり、転ぶ危険が大きくなってしまうでしょう。転んだ時のダメージも大きくなりがちです。

誰もが緊張すると、動きがギクシャクしますよね。「あまりに動転したので、歩くときに右手と右足が同時に出てしまった」という笑い話があるくらいです。

過度の緊張は転ばないために、百害あって一利なし、なのです。

一方、自信があればどうでしょう。「たとえ転んでもなんとかなる」と思っていれば、筋肉はほどよくリラックスします。だから体勢が少々崩れても、手や足がとっさに出て、転ばずにすむことが増えるでしょう。もし転んでしまったとしても、体をひねるなどして、ダメージを最小限に減らせる可能性が高くなります。

自信があるだけで、体の動きも変わり、大事なところを守れる可能性が高まる。

だから受け身に相当する「転んでもなんとかなる」という自信を身につけることが大切なのです。

逆に言えば、いくら身体だけ鍛えても、心がついてこないとその力を発揮できない。つまり転んでしまうということでもあります。

身につけるべきは、身体能力や技術の前に「自信」。最悪の事態を避けられるという心構え。

この本では、その自信を培っていただくために工夫した方法をお伝えしていきますので、期待して読みすすめてください。

絶対に避けたいのは「骨折」！

転ばない心構えは受け身と同じ。そんなお話をしました。

でもここで、「変に手を出すと逆に手を痛めるのでは？」と思った方もいるかもしれませんね。

確かに筋力や骨が弱った高齢者の方は、ちょっと手をつくことにも気をつけるべきでしょう。

しかしすでにお伝えしたように、**転倒のダメージは想像以上に深刻です。**

「転ぶ→寝たきりになる→要介護になる」。あるいは「引きこもりになる」「高齢うつになる」などの深刻な状態になることも、決して珍しくないのです。特に頭を強く打ってしまうと、取り返しのつかない事態もありえます。

そう考えると、とっさに手を出して痛めてしまうリスクは避けるべきですが、優先順位としてはもっと大事なことがある、とも言えるでしょう。

骨折や脳に対してのダメージになりかねない転倒が、手の捻挫、あるいは軽度の打撲で済むのであれば、それに越したことはありません。

このように、「最悪の事態を避ければよい」と考えることが心の余裕、ひいては自信につながることも、知っておいてください。

ここで、ひとつの例をお話ししましょう。

私のジムに通っている方に、**83歳の女性Bさん**がいらっしゃいます。今でも靴下を履く時、片足で何にも寄りかからずに履けるくらいバランスが良い方です。

そのBさんが先日、家の中で転びそうになりました。急なことで転倒は避けられそうになかったそうです。

しかしBさんは「自信」があるので、動転はしませんでした。身体が勝手に動き、まずはバランスを崩して片足で「おっとっと」という状態になったそうです。そして倒れる方向の床に、堅い物が置いてあるのがチラッと見え、「このまま倒れたら恐らくあばらの骨が折れる」と感じたBさんは、片足ケンケンで「とんとんとん」と場所を変え、壁に手をつけるところにまで移動して止まることができたのです。

ただ、かなりの勢いで手をついてしまったため、あいにく手首は痛めてしまいました。でもそれ以外は心身ともにダメージはなく、翌日に私のジムに通ってこられるほどでした。私はBさんの手首をほぐしてさしあげつつ、2人で「でも、(他が無事で)よかったですね」という話で盛り上がったのです。

いかがでしょうか？　世の中には転んだことをきっかけに、骨折して寝たきりになってしまう人もいれば、ダメージを最小限に抑えてその後も元気な人生を送る人もいます。

ぜひあなたには後者の方になっていただきたい。強くそう思っています。

転倒と骨折と、人生の質

「なにがなんでも転んではいけない」と考えなくてもよいということを、お話ししました。実際私はジムの会員さんにも「たとえ転んでも、骨折しなければいいんですよ」とお伝えしています。

しかし逆に言えば、そう言わなければいけないほど、**高齢者は転ぶことで骨折してしまうことが多い**のです。

そして骨折は、悪影響がずっと残ります。打撲や捻挫程度ならそう時間もかからず治るのに対し、**骨折はその後の人生の質を大きく下げてしまう**のです。

ここはぜひ知っておいていただきたいところなので、骨折が人生に及ぼす影響について、もう少し詳しくお伝えしましょう。

高齢者に多い骨折は、骨盤と大腿骨の骨折です。その周辺の骨は、もともと寝ていても立っていても負担がかかる部位です。常に負担がかかっているので、骨折の中でも、なかなか治りにくい部類に入ります。

だから最悪の場合、そのまま寝たきりになってしまいます。もし時間をかけて治ったとしても、関節の可動域が悪くなっていますから、後遺症として杖をつくことにもなりがちです。

仮に後遺症が全くなくても、安心はできません。

というのも、回復に時間がかかりますから、歩かない期間が多くなり、下半身の筋肉が弱まっているからです。

腰から下の筋肉は全身の筋肉の3分の2を占め、ポンプの役割を果たしています。ここが弱まることで、全身の血流が悪くなります。脳に酸素や栄養が十分に行き届かず、認知症になりやすくなってしまうでしょう。

幸いにして認知症まで行かなかったとしても、筋肉の量が減っているので活動量が少なくなります。食欲が減り、栄養の摂取も減るでしょう。そして栄養を吸収する能力も落ち、さらに筋肉が減っていくという悪循環が起こります。
結果、免疫力が衰え病気になりやすくなってしまうのです。

このように高齢者の骨折は、幾重にも張り巡らされた、人生の質を下げる罠に満ちています。
この本の冒頭でご紹介した、転倒によって救急搬送される高齢者の多さ。転倒による死者数が交通事故の倍以上であること。それらの事故は住宅内が最も多いという事実。これらが、その罠を裏付けています。

だから私は、あなたにもこうお伝えしたいのです。
「たとえ転んでも、骨折しなければいいんですよ」と。

転ぶときの恐怖心は、トレーニングで克服できる

先に、「転んでもなんとかなる」という心の余裕、自信の大切さについてお伝えしました。

ただ、知識として持っているだけでは、いざという時に身体が動かないのも事実。肝心なときに身体が動くようにするためには、どうすれば良いのでしょうか？

その答えをお伝えする前に、ここで転んでしまうことの心理的な面について、もう少し触れておきましょう。

人間というものは、本能的に自分の能力を把握しています。自分が自覚していなくても、心の奥底では理解している。だから人間は、自分が対処できないことに対して、「怖い」と感じるようにできています。

一例を挙げましょう。

一度この本を置いて立ちあがり、前を向いたまま体の向きを変えず、後ろに歩いてみてください。

いかがでしょうか？　とても怖かったのではないでしょうか。

後ろに半歩踏み出せても、それ以上動けなかった人もいると思います。体がガチガチに緊張してしまった人も多いでしょう。高齢の方になればなるほど、怖くなってしまったはずです。

歩くというのは、普段何も考えずにできている、当たり前の行動です。危なくなったら反転すればいいし、ぐっと踏ん張ればいいだけ、と頭では分かっています。

それなのに、「何かあったときに対処ができない」と感じるだけで、歩くことがこれほど怖くなってしまうのです。

こうした心理面での恐怖感が、転倒のダメージを大きくします。とっさの反応を遅らせ、ひいては柔軟性やバランスを失わせるからです。

卵が先か鶏が先かで言うと、まず恐怖心があって、体の柔軟性やバランスが失われ、転倒のダメージが大きくなる。一種のパニック状態みたいになって、ろくに受け身も取らずに転ぶから危ないのです。

そう考えてくると、肝心なときに身体が動くようにするために、大事なことが見えてきます。

それは、**「実際に転ぶときには、恐怖心でろくに体が動かない」という前提で設計されたトレーニングをする**こと。

そしてそのトレーニングを、**「身体に染み込むまでくり返す」**ことです。

そうすれば、恐怖心を手なずけることができるようになります。恐怖心をむしろ「程よい緊張感」くらいに楽しめるようになれるのです。そうなれば、いざ転びそうになっても身体能力をフルに発揮して自分を守れるし、そこまでいかずとも、ダメージを大幅に減らすことができるでしょう。

ぜひこの本のエクササイズを習慣にして、知識を身体能力に変えていきましょう。

転ばないために鍛えるべき「2つの要素」

少しづつ「転ばない」ためのメソッドが明らかになってきました。

ここからはより具体的に、お伝えしていきたいと思います。

たとえ転んでも大丈夫という自信、いざというときに身体が自在に動く状態は、どうやったら身につけることができるのでしょうか？


結論から言えば、「**神経**」と「**筋肉**」の両方を鍛えることが大切です。

詳しくはこの本の第3章と第4章でもお伝えするのですが、ここではポイントだけをつかんでいただければと思います。


まず、**神経を鍛える**とは、どういうことなのか。

たとえば、こんな経験はないでしょうか？

部屋の中で移動するとき、足がテーブルの角にぶつかってしまった。

あるいは、最短距離を行こうとして、ソファーなどにつまずいてしまった。

「あるある」という声が聞こえてきそうですね。

こうしたことは、「自分が動こうとしたイメージと、実際の動きがズレる」ことで起こります。そのズレはとてもわずかなものなので、外出中などで周囲をしっかり意識しているときは気づきにくいもの。しかし家の中のように油断している場所では、イメージと動きがズレることがしばしば起こってしまいます。

また若い頃はズレは小さく、年を取るにつれそのズレが徐々に大きくなってきます。

この2つ、「家の中」「高齢者」が重なってしまうからこそ、転倒する事故はこれほど多いのです。

そして、もうおわかりでしょう。

この**「イメージと動きがズレてしまうこと」の原因は、神経にある**のです。

もう少し詳しくいえば、「神経から送られる電気信号が、筋肉に伝わにくくなり、違う動きをしてしまうこと」が、転倒の原因です。もちろん「信号が伝わりにくくなり動きが遅い、あるいは指示したのに動かない」ことも、ここに含まれます。

ここに、神経を鍛えるべき理由があります。

神経から送られる電気信号が、しっかり正確に、そして速く筋肉につたわるようになれば、動きのズレはなくなり、転倒も減らすことができるのです。

そして神経を鍛える方法は、スポーツの世界には既に存在しています。

少し専門的な用語ですが、神経を活性させるという「シナプソロジー」というメソッドです。

「右と左で別々の動作を行う」ことで、脳を刺激して活性化しようというものです。

ちょっと難しいでしょうか？

ではたとえば「お手玉」を想像してみてください。実はお手玉も立派なシナプソロジーです。玉が2つの場合であれば、1個を空中に投げている間に、もう一方の手で別の1個渡す動作をしていますね。

空中に投げている間に渡す、というところがポイントです。左右の手が別々の動作をしているのですね。これが神経を鍛えるよい刺激になります。だから速くやろうとすると、脳が混乱してしまってできなくなってしまう。これがお手玉のシナプソロジーとしての効果であり、面白さでもあります。

とはいえ、お手玉で鍛えられる神経は転ばないために神経とは場所も違いますから、これだけではちょっと物足りない。

そこで私は、より実戦的に神経を鍛える方法として、「コロバヌエクササイズ」を編み出しました。それは次の章で詳しくお伝えしますが、ここでは手始めに、軽い気持ちでいつでもでき、しかも効果的な「遊び」を2つご紹介しましょう。

コロバヌ式「神経を鍛える遊び」

まず1つ目の遊びです。

ペットボトルのフタを1つ用意してください。なければ、代わりのものでもかまいません。お手玉のようなものでも大丈夫です。

そして誰かに、そのフタをあなたに向かって投げてもらいましょう。

その後すぐに「右手」あるいは「左手」と、声に出して指示してもらいます。

あなたは指示された側の手を使って、フタをキャッチします。

ここで大事なのは、投げると同時ではなく、投げた後に指示をもらうことです。すでにフタは空中をこちらに飛んできていますから、当然判断する時間はほとんどありません。瞬間的にぱっと手を出さなければいけなくなるのですが、これが神経にとてもよい刺激になるのです。

うまく何回もキャッチできるようになったら、指示のタイミングをさらに遅らせてもらいましょう。ますます考える時間はなくなり、よりスピードが求められますから、さらに神経が活性化するでしょう。

ちなみに、こうした「指示を聞いてから実際に体が動くまでの時間」のことを、「リアクションタイム」といいます。

テレビで100m走などを見ていると、この言葉がたまに出てきます。スタートの合図が「バーン」となってから選手が「バッ」と走り出すまで、ほんのわずかな時間差がありますね。あの間がリアクションタイムです。短ければ短いほどタイムが縮まりますから、アスリートも日々神経を鍛えているのです。

2つ目の「神経を鍛える遊び」に行きましょう。こちらはもう少し実戦的です。

ペットボトルのフタのようなものを1つ用意し、相手に投げてもらい、取る側の手を指示してもらうところまでは、先と同じです。

ただし、**今度は手だけでなく足も動かします。しかも、手とは逆の足を動かすのです。**

たとえば、相手が投げて「右手」と言ったとしましょう。

あなたは右手で取りに行こうとすると同時に、逆側の「左足」を半歩前に出します。

逆に、相手が「左手」と言ったなら、あなたは左手で取ろうとしながら、右足を半歩前に出すのです。

想像がつくかもしれませんが、手だけの時よりもずっと難しくなります。違う足を出してしまったり、出す手まで間違えてしまったりもする人もいることでしょう。

でもその分、とても楽しいです。この楽しさはぜひ実際にやってみて、感じてみてください。私のジムでも、高齢者の方々がみんな笑顔でやっています。

もちろん楽しいだけでなく、**転ばない能力がしっかりと鍛えられます。**

実際に転んでしまって「危ない！」と感じたときに、瞬時に手がぱっと出るだけでなく、足も出るようになるからです。

足が出ることで安定し、転ばずに済むことが増えるでしょう。仮に転んでしまったとしても、手だけに重さがかかれば痛めてしまうところを、負荷が足にも分散されます。大事に至らないで済む可能性は、グッと高まるでしょう。

なにより、「いざとなったら転んでも多少は対応できる」という心の余裕が生まれ、自信につながります。この遊びによってその感覚は培われますので、ぜひくり返し遊んでみてください。

それは転び方が変わり、その後の人生も大きく変わる能力が、あなたのものになる感覚でもあります。

楽しく遊びながら、神経を鍛えて転ばなくなる「神経を鍛える遊び」。ぜひ楽しんでください。

「筋肉」についての知識を知ろう

ここまで転ばないために、「神経」を鍛えることの大切さについてお伝えしましたが、いかがでしたでしょうか。神経の伝達がよくなれば、転ばないためにさまざまなメリットがあることが、お分かりいただけたものと思います。

次は、同じくらい大切な「**筋肉**」についてもお伝えします。神経と筋肉の２つは、「転ばない心身」に欠かせない両輪のようなものだからです。


まず結論から言いましょう。

私は、転ばないために一番重要な筋肉は、「**体幹の筋肉**」だと考えています。

体幹と言って難しければ、体の「芯」といいかえてもいいでしょう。

芯があれば体は倒れにくいし、仮に倒れても枝葉である手足が動きやすい。

芯がなければ、その逆になってしまいます。体幹がしっかりと安定していないと踏ん張った足も出ないし、足下がおろそかだと、手もとっさに体重を支えることはできないからです。

体幹の筋肉が弱いと文字通り、「手も足も出ない」転び方をしてしまうのです。

このように、「軸」になるからこそ、筋肉、とくに体幹の筋肉は大切なのです。


そのことを示す例をお話ししましょう。

私はジムで、高齢者の方にあえて不安定な台の上に乗ってもらうことがあります。バランスディスクのようなものです。そんな不安定な状態なのに、私はさらに相手の方を左右に揺らしたりもするのです。（もちろん、その方を支える万全の体勢をした上でです）。不安定な上に揺らされるのですから、普通なら転んでしまいそうですよね。

でも、実際は逆です。

それまで「ぐにゃっ」としていた体が変わります。体を左右に揺らされると、腹筋の側面が収縮するからです。今まで使っていなかった筋肉が活性化され、身体に芯ができて軸が安定することで、むしろ転びにくくなるのです。

実は、筋肉の量は面積に比例しています。胴体の面積は広いので、筋肉の量も多いのです。当然、しっかりした軸もつくれます。

その感覚は台から降りた後も持続しますから、日常生活でも転びにくくなるのです。

ちなみに、私は芯が出来てきた高齢者の方には、さらに実戦的な指導もしています。

なんと目を閉じてもらってから、私が揺らすのです。高齢者の方は「いつ揺らされるか」が全く見えませんから、押されるタイミングが予測できず、本当に突然転びそうになるわけです。

しかしその段階では、高齢者の方も体幹の筋肉が鍛えられており、先述した「リアクションタイム」も良くなっていますから、即座に反応できます。瞬間的に体幹に力がグッと入り、そう簡単には転ばないのです。

こうなったらもうしめたもの。

高齢者の方には「転びそうになっても大丈夫」という自信が生まれています。だから実際に転びそうになっても、とっさに神経と筋肉が勝手に動いてくれます。なかなか転ばないし、たとえ転んでも最小限のダメージで済む身体になっているのです。

このように、転ばないために一番重要な筋肉は、「体幹の筋肉」だと言えるのです。

筋肉は骨を強くする

筋肉が大切な理由は、もう1つあります。

それは、「**骨を強くしてくれるから**」です。

骨に少々のことでは折れない強さがあれば、たとえ転んでも、何事もなかったのように元気でいることができます。逆に骨がもろければ、ちょっとしたことでも骨折してしまいがちです。この差は大きいですよね。

だから骨自体を強くしたいのですが、実は**高齢者の方の骨を強くするためには、筋肉を鍛えるしかない**のです。

ここで骨と筋肉の関係について、ご説明しましょう。

骨というものは、つくる作用と、壊す作用が常に働いています。骨をつくる骨芽（こつが）細胞と、骨を壊す破骨《はこつ》細胞というものがあり、つねに両者によって骨は再作成され続けています。バランスがとれているのです。

しかし年をとると、骨をつくる作用が弱まってきます。一方で骨を壊す作用は変わりません。徐々に骨はもろくなり、骨密度が低くなっていってしまいます。

これが、高齢者の転倒が骨折につながりやすい理由です。

そうなると、骨の強さを元に戻したいところですが、骨だけを単体で強くすることはできません。なぜなら、骨の強さというのは、筋肉の強さとバランスをとるように出来ているからです。

筋肉は、その両端が骨についています。だから筋肉が伸びると骨が引っ張られ、それと同時に骨も、筋肉を引っ張ります。両者には同じ強さの力が働くのです。

だからもし、骨だけが強くなってしまうと、筋肉がもたないことになってしまう。そうならないよう、私たちの身体は両者のバランスをとるように出来ています。たとえ骨を強くしようとカルシウムをたくさんとっても、筋肉が弱いままでは体が吸収してくれないのです。

これが、骨だけを強くすることができないメカニズムです。

ということは、逆も然りです。

筋力が落ちたら骨も弱くなる､逆にいえば､筋肉を鍛えれば骨も一緒に強くなるということ。つまり筋肉を鍛えることは、すなわち骨も鍛えること。

これが、骨を強くするために筋肉を鍛えるべき理由なのです。

第2章では､「筋肉と骨を強くする」エクササイズをお伝えしますので、楽しみに読みすすめてみてください。

転びやすい、危ない場所はココ！

ここまで、転ばない身体のつくり方についてお伝えしてきましたが、実際に**転んでしまいそうな、危ない場所**にも注意したいところです。

一番転倒が多い場所、それは家の中です。

家の中というのは、多くの人が気を抜いて油断しています。また家具などの障害物も、普段あるものだからこそあまり気にとめません。そこに落とし穴があるのです。

普通に考えると外の方が危険だと思いがちですが、実は逆。この章の冒頭で内閣府の資料をご紹介しましたが、実に**転倒の8割以上が住宅内で起こっている**のです。

具体的に見ていきましょう。

転ぶと聞いて誰もが思い浮かべるのが、玄関や階段などの「段差」でしょう。

ただ、確かに転倒しやすい場所ではありますが、分かりやすいので注意していることも多いもの。気をつけてさえいれば実はそれほど転びません。たとえ転んでも軽傷で済むことが多いものです。

本当に危ない転び方をしてしまうのは、普段意識していない場所です。

たとえば、「**ソファ**」です。本来、物があったらよけて回りこめばいいのですが、横着なのが人間というもの。つい面倒くさがってしまい、またいで行こうとしてしまいがちですね。こんなときに、足が引っかかってしまい、転倒してしまうのです。ソファに限らず、一見危険のない柔らかいものは、実は要注意といえるでしょう。

なおこうした引っかかりは、筋力がない人に多く起こります。筋力がないから、うごくのがおっくう。そしてしっかり足を上げたつもりが、筋力がないのでちょっとしか足が上がっておらずつまずいてしまう、という流れなのです。

他に多いのが、「**テーブル**」です。しっかりとテーブルや机を見ていれば、そうそうぶつかることはないはずなのですが、やはり油断しています。スピードを落とさず、最小限の動きだけでよけながら進めるだろう、と思いがちです。すると角に足を強打してしまったり、その後転倒してしまうことにつながってしまうのです。

これは神経が弱まってきた人に多いです。自分の感覚としてはよけて通っているつもりでも、感覚と実際の動きがずれているのでぶつけてしまうのです。

意外に見落としがちなのは「**スリッパ**」です。スリッパは靴と違い、サイズを厳密に合わせて履くということが少ないもの。だからブカブカで中で足が遊んでしまい、体勢を崩しやすいわけです。加えて、家の中でスリッパを履く習慣というのは、比較的年齢が高い方に多い傾向があります。バランス能力が下がっているのに、不安定なスリッパを使ってしまう。だからますます転倒が増えてしまうのです。

なおスリッパを履いたまま「階段を上り下りする」「ソファをまたぐ」などはさらに危険な組み合わせですから、ぜひ避けていただきたいものです。

他にも油断しがちなシーンとしては、「**靴を履くとき、脱ぐとき**」。

また台所やお風呂場などの「**濡れた場所**」なども、意識していないことが多いので要注意です。

いかがでしょうか。意外なところに転倒の危険があることが、お分かりいただけたものと思います。

ぜひ転びにくい身体を身につけると共に、環境面でも転ばないよう、気をつけてくださいね。

「コロバヌエクササイズ」で転ばなくなる理由

ここまで、転ばないために重要な要素、「神経」と「筋肉」それぞれについて、大切なポイントをお伝えしました。

ただし、知識はあくまで知識です。いかに神経が大事だからといっても、手だけでお手玉をするだけでは十分とは言えません。実際に転びそうなときに使われるのは、手の神経だけではないからです。実際に使われる神経を中心に鍛えるほうが、より効果的です。

また、筋肉が体の安定に欠かせないからといって、普通にスクワットをするだけでは十分とは言えません。なぜなら、転びそうになったときと強度や角度も同じではないし、実際に使われる筋肉群も微妙に異なるからです。

神経と筋肉それぞれが十分に連動することも大切です。これらの要素が組み合わさって、実際に転びそうになる状況と近ければ近いほど、あなたは「実際に転ばない身体」を得ることができるのです。


一例を挙げましょう。床の上に引かれた線の上を、まっすぐ歩くことは簡単ですね。特別なトレーニングなど必要なく誰でもできます。

これが崖の上に渡された、同じ幅の板の上だったらどうでしょうか。恐らく足がすくんで動けないか、もし歩けてもグラグラ揺れてバランスを崩してしまう人が多いでしょう。

しかし、前もって同じような状況で訓練している人は違います。多少バランスが崩れてもしっかりと神経と筋肉が機能し、渡りきることができるでしょう。

転倒もこれと同じです。実際の転倒を想定して筋肉と神経を連動させて準備していれば、いざというときにも安心なのです。

コロバヌエクササイズでは、「不安定な状態をつくりながら」筋肉を鍛えます。

実際に転びそうになる状況を研究し、そこで使われる筋肉群を特定し、そこに至る神経回路と連動するよう、エクササイズを設計しています。

たとえば、本書では、一見スクワットに近い動きに見えても、「足を交差した状態」で行います。これはすごく不安定ですが、実際に転びそうになるときも、足がひっかかって交差したり、バランスを崩した状態ですから、実際に使われる神経と筋肉が鍛えられます。

また足が不安定なので、どこで踏ん張るかと言えば、体幹の筋肉も使って踏ん張ることになります。足だけではなく体幹も鍛えることができ、軸も養われます。そして人体の構造上、体幹で踏ん張れれば、手と足が出やすくなります。

このように、幾重もの仕掛けで、転びにくい身体をつくれるよう工夫しています。

本書には寝た状態で行うエクササイズがないのも、同様の理由からです。他の本では、腹筋や背筋のエクササイズはたいていが寝た状態で行うよう書かれています。

しかし寝ていて転ぶ人はいません。人は必ず立った状態から転びます。だから**立った状態で鍛えなければ、転ばないための役に立たない**のです。

このようにコロバヌエクササイズでは、「転ばない」という結果にこだわって、綿密に設計されています。

知識を得たら、次は実践です。次の章でぜひその効果を実感してください。

親を思うあまりの「親切」は逆効果!?

この本を手に取っていただいた方は、高齢者ご本人だけでなく、そのお子さん世代であることも多いことでしょう。

そこでこの章の最後に、視点をお子さん世代の側に移してみましょう。

もしあなたの親御さんが「家で転んだ」という話を聞いたなら、どう反応するでしょうか？「家をバリアフリーにしようか？」とか、「もうできるだけ出歩かないで」となるのではないでしょうか。もし経済的に余裕があるなら「安全だから介護施設に入って」と考えるかもしれませんね。

私も高齢の母親がいますので、その気持ちは良く分かります。自分の親には「危ない目には遭ってほしくない」と、誰もが思います。

しかし実は、その想いは逆効果になってしまうかもしれないのです。

なぜなら過保護になってしまうと、これまでお伝えしてきたように、負の循環が生まれるからです。

「**過保護↓運動量が減る↓筋力低下↓骨密度低下↓転んだときのダメージ大**」

という転倒の悪循環です。


こうしたことは、親御さんご本人は、ハッキリと言葉にはできなくとも、薄々感づいている人が多いものです。

だから子供さんに過保護にされないために、転んだことを黙っている高齢者の方が多いのでしょう。

私の経営するパーソナルトレーニングジムは中高年専門で、この20年間で約3万件のトレーニングをご一緒してきましたから、ご本人から直接聞くことが多いのです。

こと転倒に関しては、「相手がお子さんだからこそ言えない」本音があるのです。

そう考えると、昨今の「なんでもかんでもバリアフリー」という風潮は、高齢者ご本人を本当に思いやっているとは言えません。

多少厳しい言い方ですが、過保護にすれば問題が解決するというのは、一種の思考停止からくる幻想だと思うのです。

人間の体は環境に対して適応します。体が弱くても生きていけるような環境になれば、その環境に身体が適応する。だからバリアフリーになれば老化が加速します。

逆に、ある程度の体力が求められる環境ならば、筋力やバランス能力といった体力は維持されます。そこにトレーニングの要素を加えれば、むしろ体力は向上します。

だからもし、私が介護施設をプロデュースするなら、バリアフリーとは逆に、「バリアフル」な要素を加えるでしょう。入居者の体力を独自の視点から測定した上で、あえて段差を多くしたり、階段の高さが一段一段違うエリアをつくるなどの工夫をします。これにより、精神的なストレスを避けながら、楽しみつつ体力の向上が図れます。もちろん休息や栄養もトレーニングの大事な要素ですから、その点も十分配慮していくでしょう。

もしお子さん世代のあなたが、本当に高齢者の人生の質を考えるなら、心身を弱くする方向で保護するのではなく、逆に、「心身を健康で強く維持してもらうこと」を考えていただきたいと思います。

それが高齢者の方の本当の幸せにつながるからであり、この考え方こそが、今の社会に「コロバヌエクササイズ」が必要だという、確信の根拠でもあるのです。

第2章

コロバヌエクササイズ

コロバヌエクササイズ

1 クロススクワット

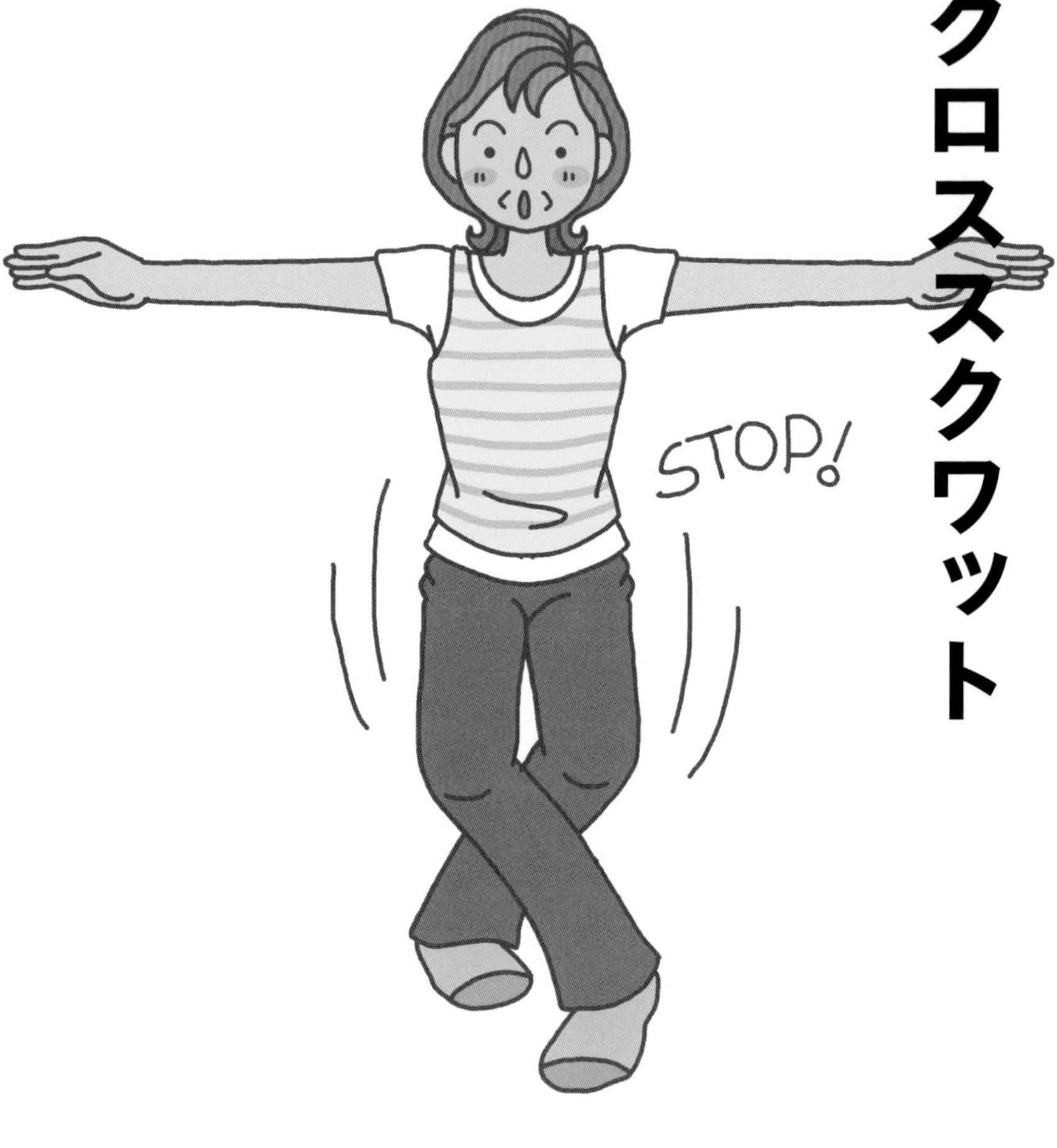

こんな方に…

・ちょっとした段差で、バランスを崩して転倒する

このエクササイズが効く理由

バランス筋を強化すれば、もう転びません！

❶クロススクワットのやり方

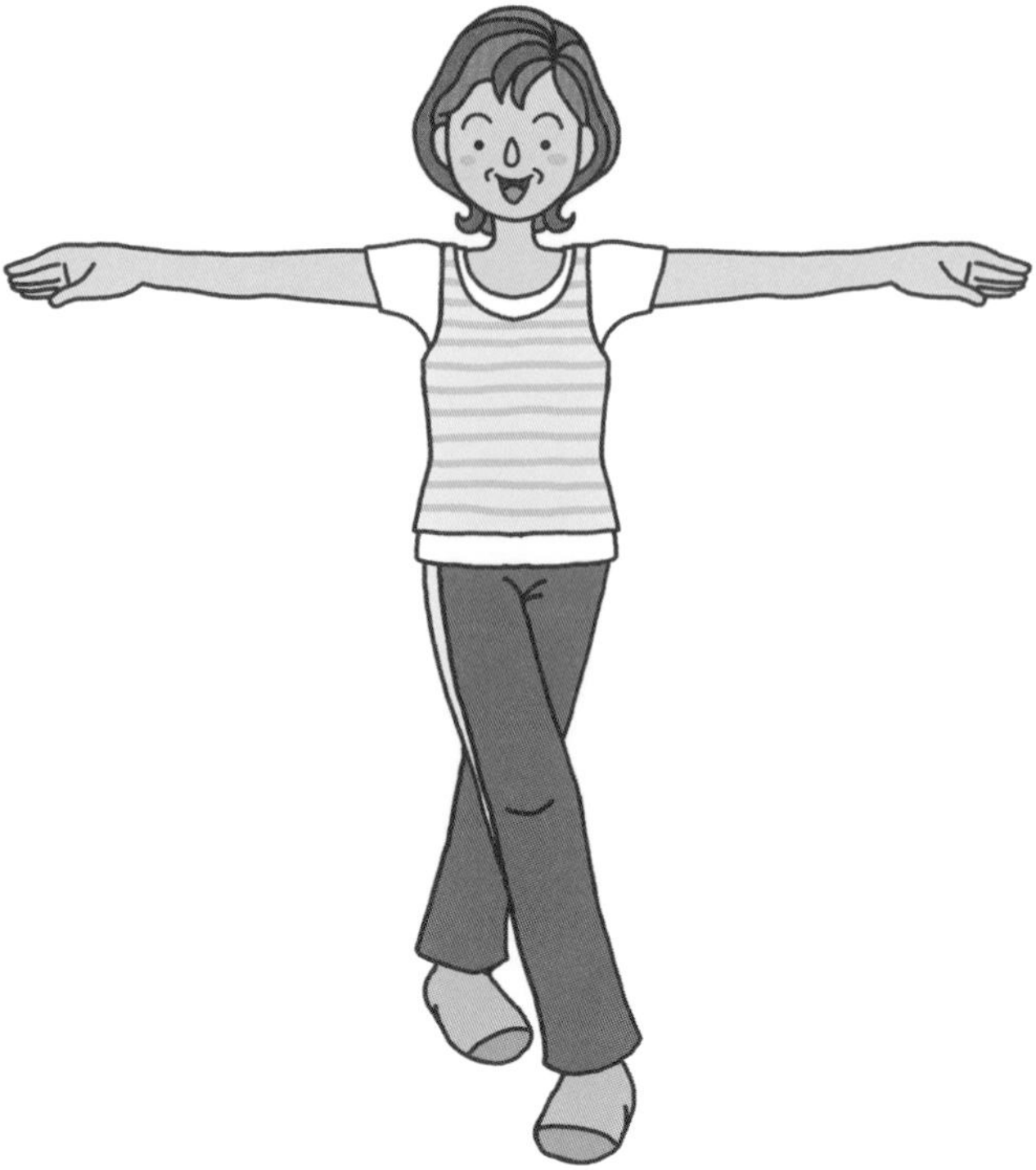

1

右の足を左足の左前に出し、左右の足をクロスにする。両膝は軽く曲げて体を安定させ、左右の腕を横に広げてバランスをとる。

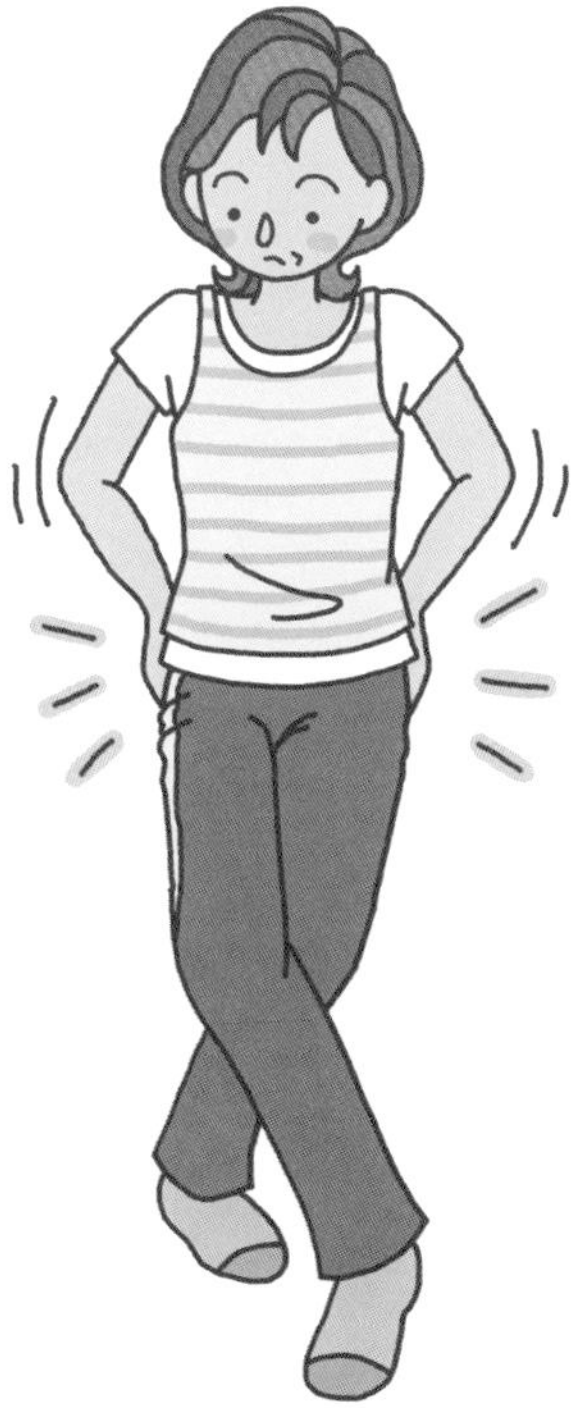

2

お尻と腰の筋肉を見て、左右の手でさすりながら「腰、腰、腰、尻、尻、尻」と声に出す。

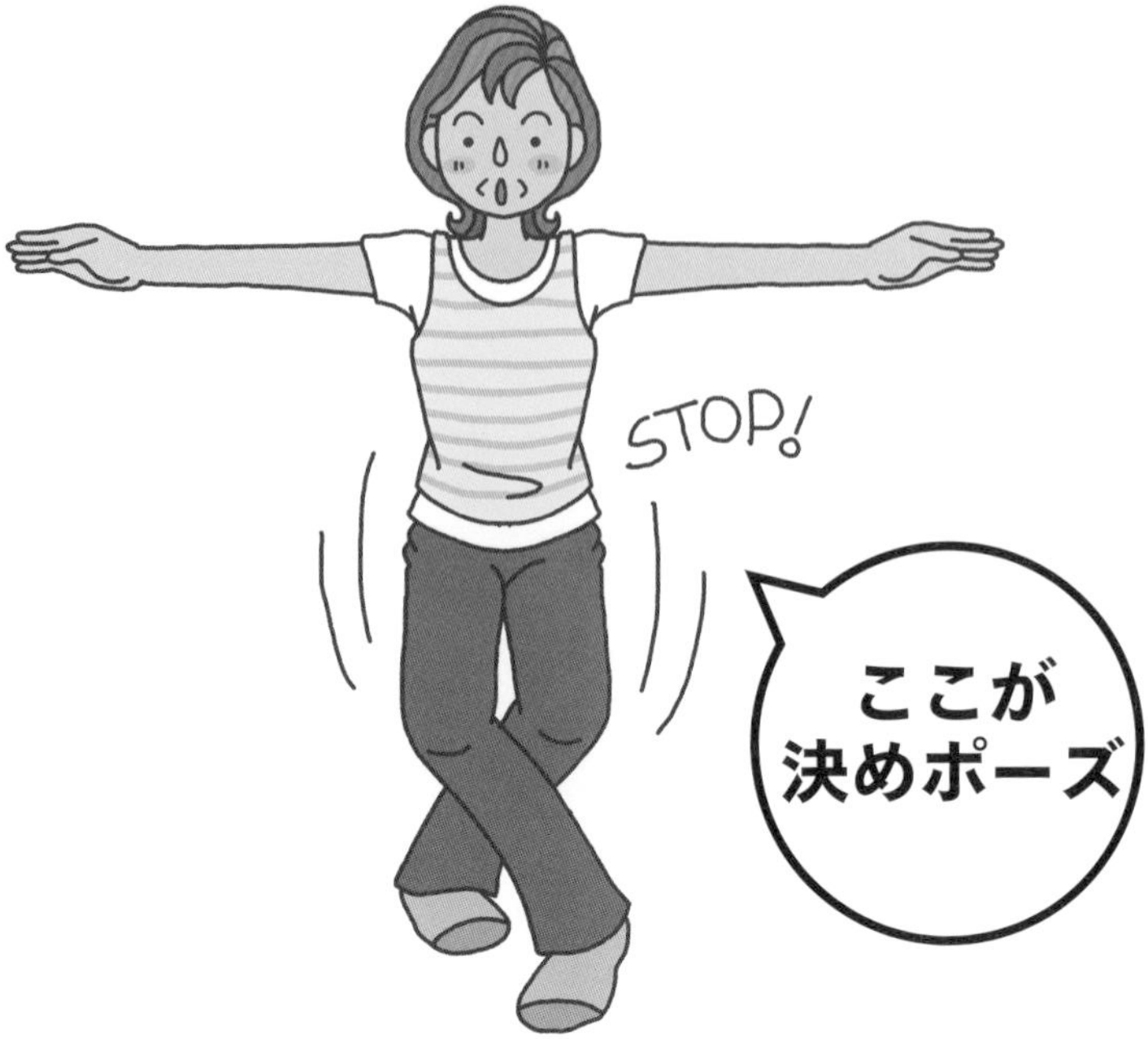

3

お尻を後ろに突き出すようにしながら両膝と股関節を曲げてしゃがんだ姿勢で、両手を横に広げて5秒～10秒キープする。

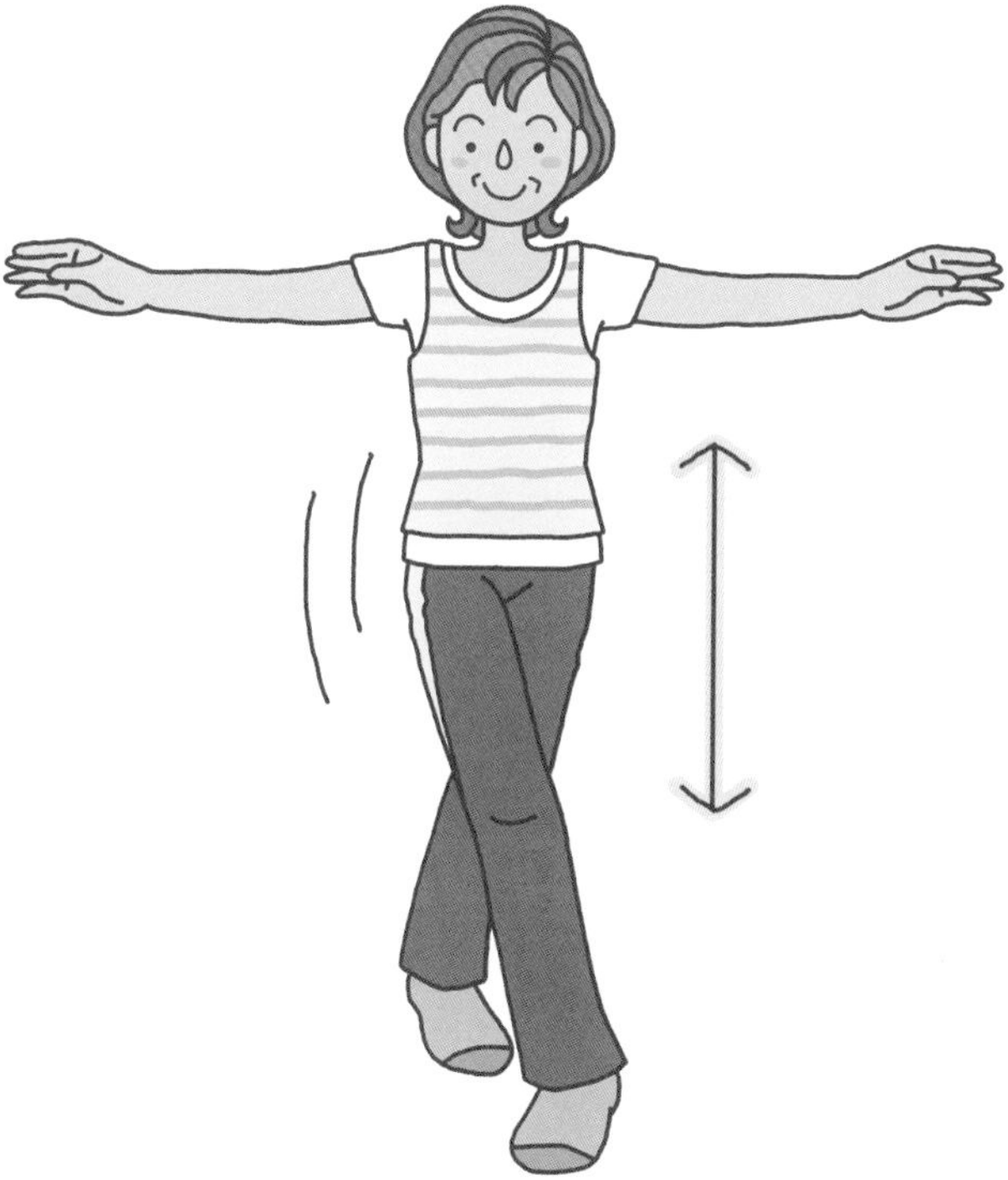

4

ゆっくりとしたスピードで後ろに突き出したお尻を戻しながら膝と股関節を伸ばし、体が立ち上がったら休まずにすぐに降り始める。これを、それぞれ左右の脚で3回繰り返す。

POINT

①膝と股関節は、伸ばしきる少し前でとめる。
②尻とお腹周りの筋肉への意識は抜かない。
③スピードは、3秒で立ち上がり、10秒かけてしゃがむ。
④呼吸は立ち上がりながら息を吐いて、しゃがみながら息を吸う。
⑤不安定な場合は、片手を壁に付けて安定させる。

コロバヌエクササイズ

2

前足片足スクワット

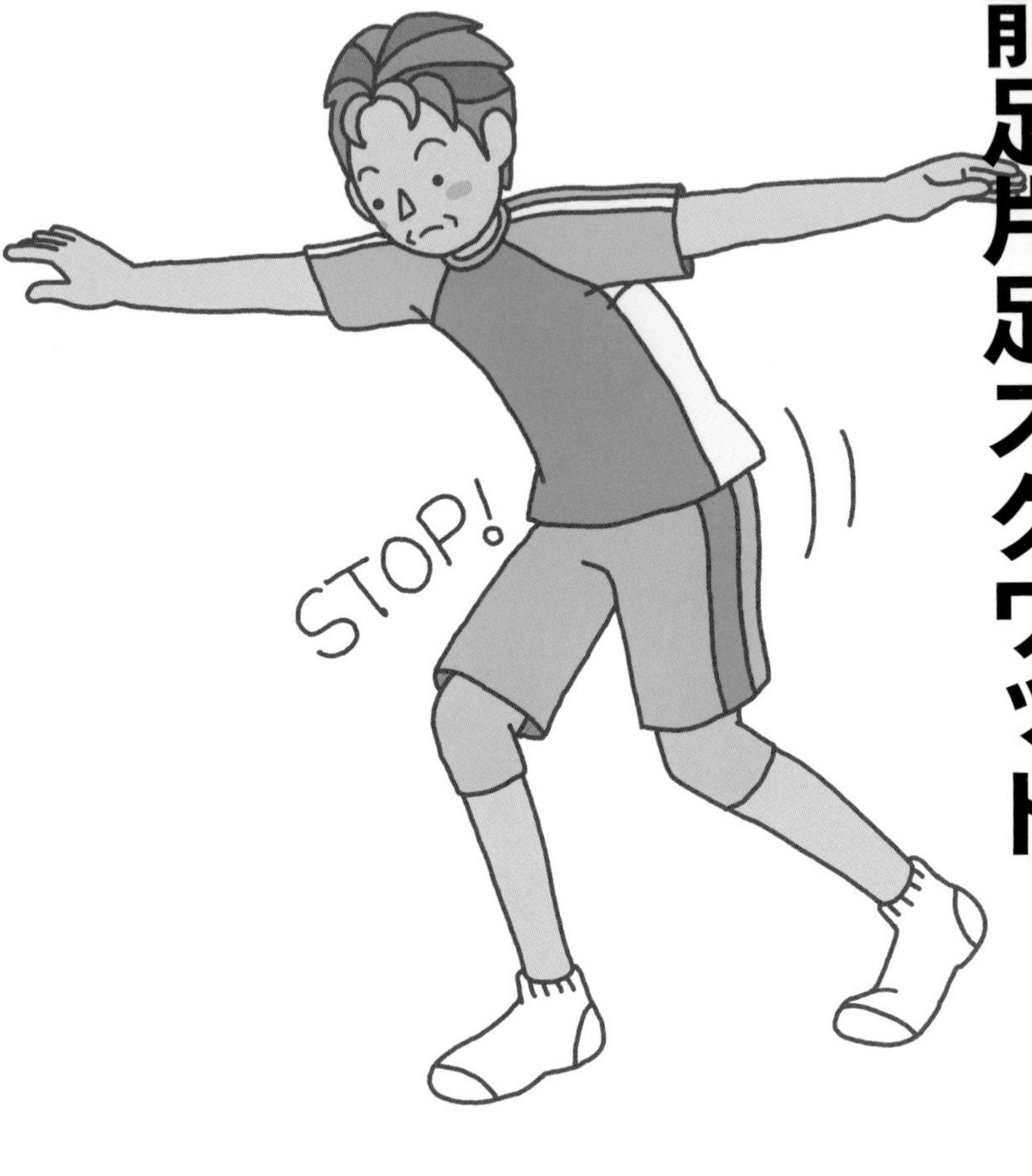

こんな方に…

・駅の階段を急いで降りると、
膝の力が抜けることがあって怖い

このエクササイズが効く理由

弱ってきた膝周りの筋肉を強化すれば、
安定感がアップします！

❷前足片足スクワットのやり方

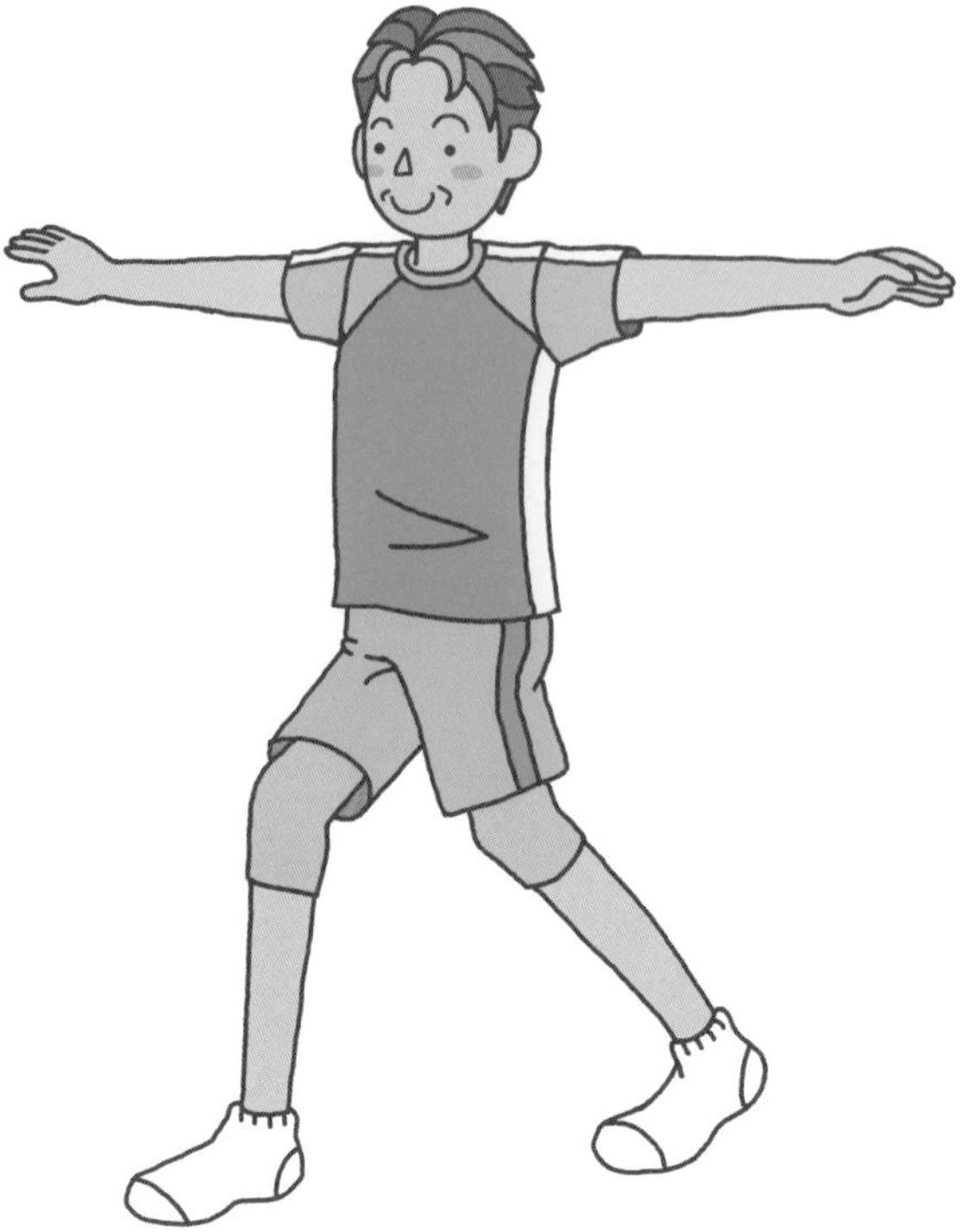

1

右足を前に出して、左足は半歩後ろに引いて、かかとを軽く持ち上げて立つ。

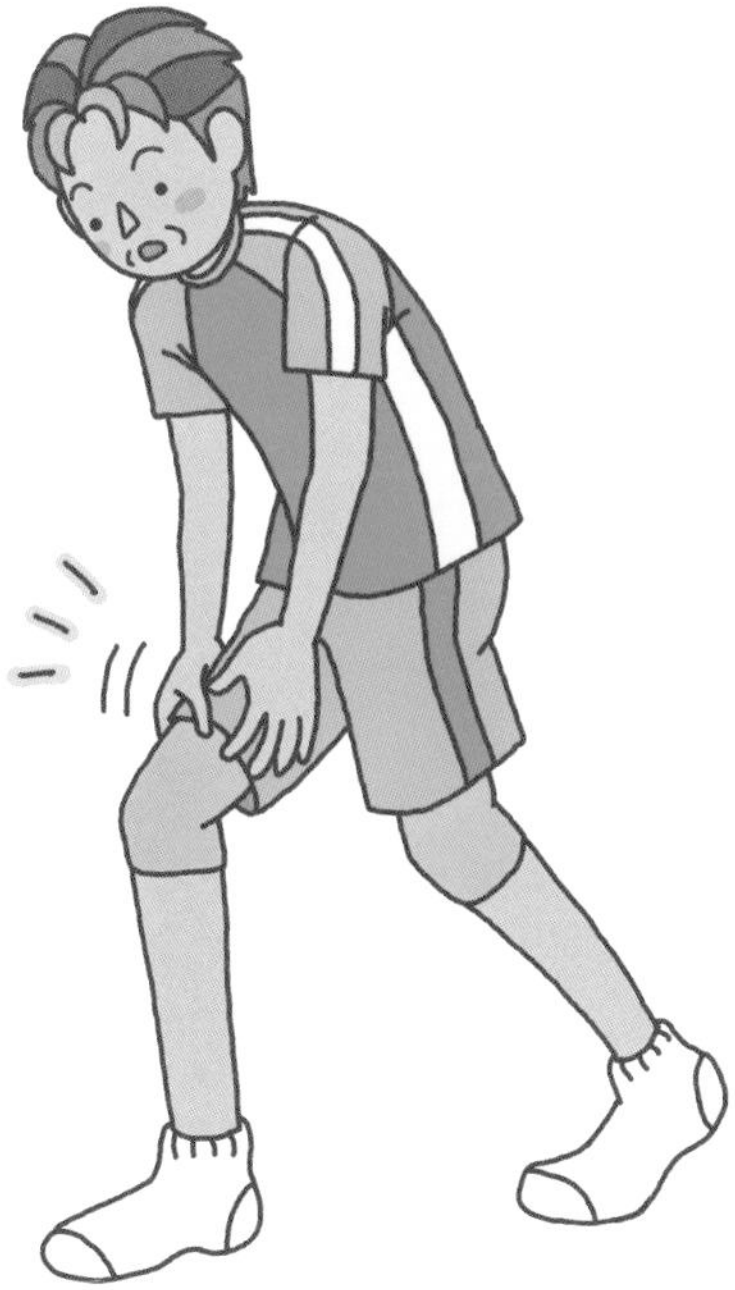

2

右の太腿の筋肉を見て、左右の手でさすりながら「腿、腿、腿、膝、膝、膝」と声に出す。

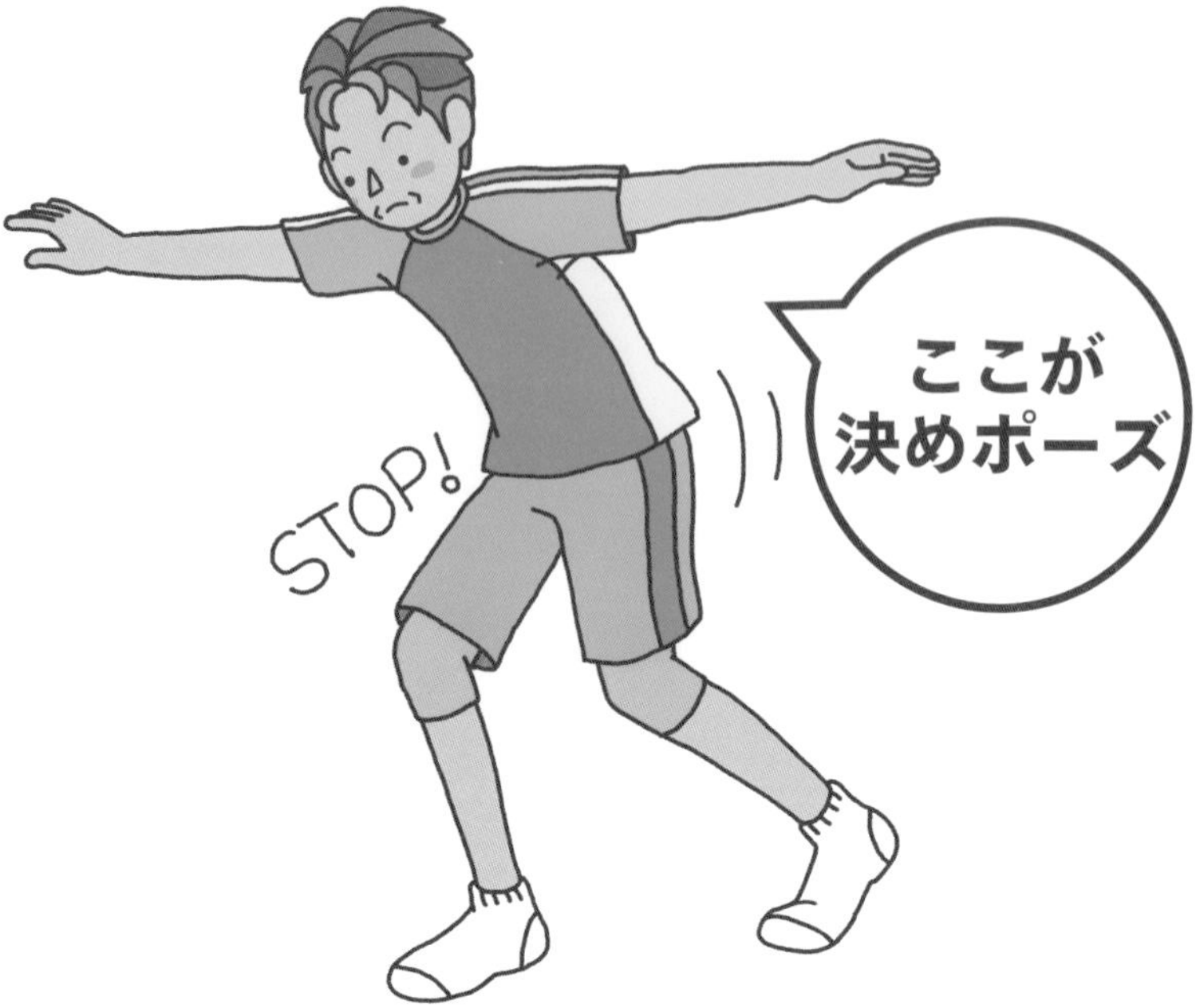

3

右足に体重を乗せ、上半身をやや前に倒し右膝を曲げてしゃがんだ姿勢で、両手を横に広げて5秒～10秒キープする。

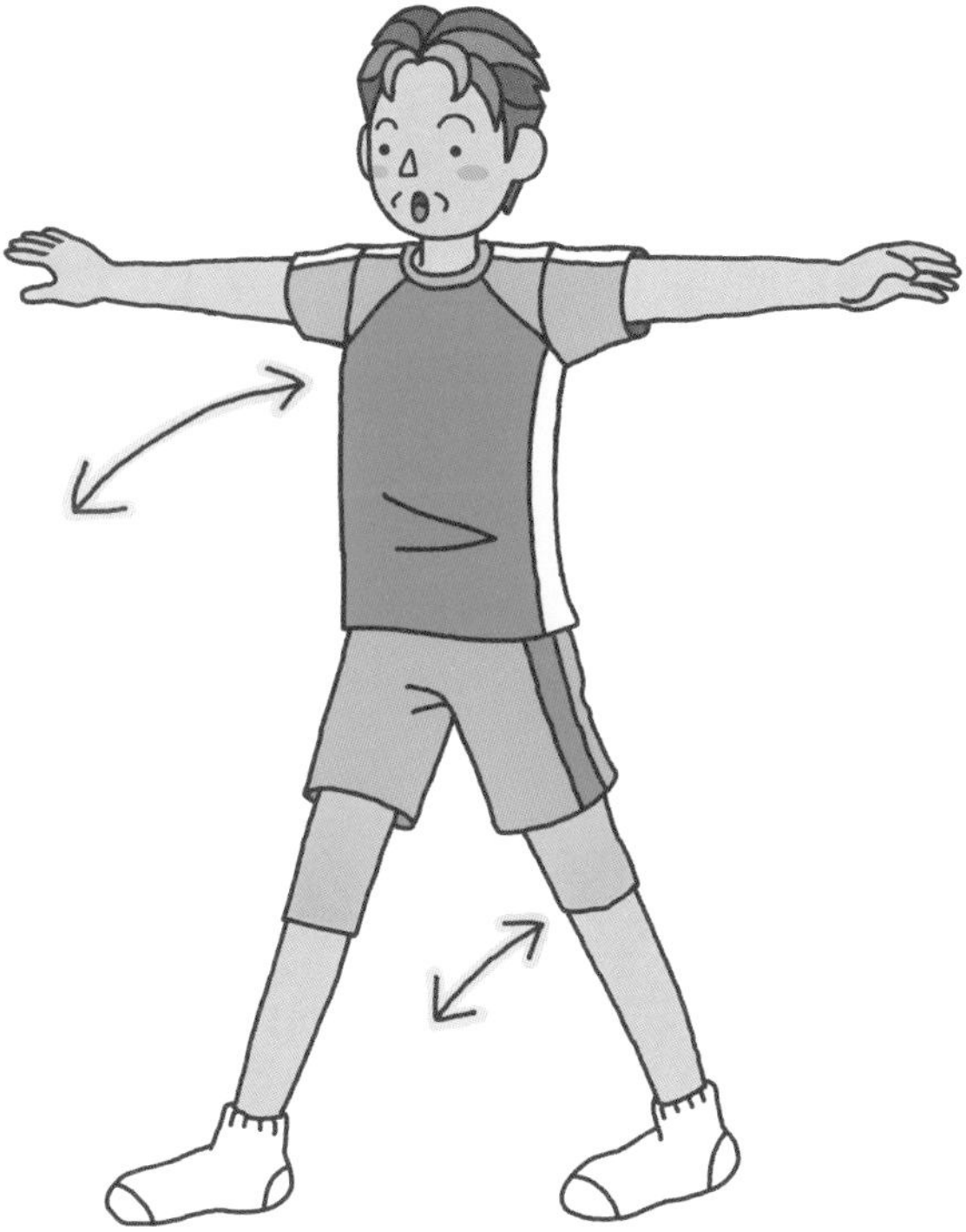

4

ゆっくりとしたスピードで右足を伸ばし、体が立ち上がったら休まずに直ぐに降り始める。
これを、それぞれ左右の脚で3回繰り返す。

POINT

①右（左）膝は、伸ばしきる少し前でとめる。
②右（左）太腿の筋肉への意識は抜かない。
③スピードは、3秒で立ち上がり、10秒かけてしゃがむ。
④呼吸は立ち上がりながら息を吐いて、しゃがみながら息を吸う。
⑤不安定な場合は、片手を壁に付けて安定させる。

コロバヌエクササイズ

3 デッドスクワット

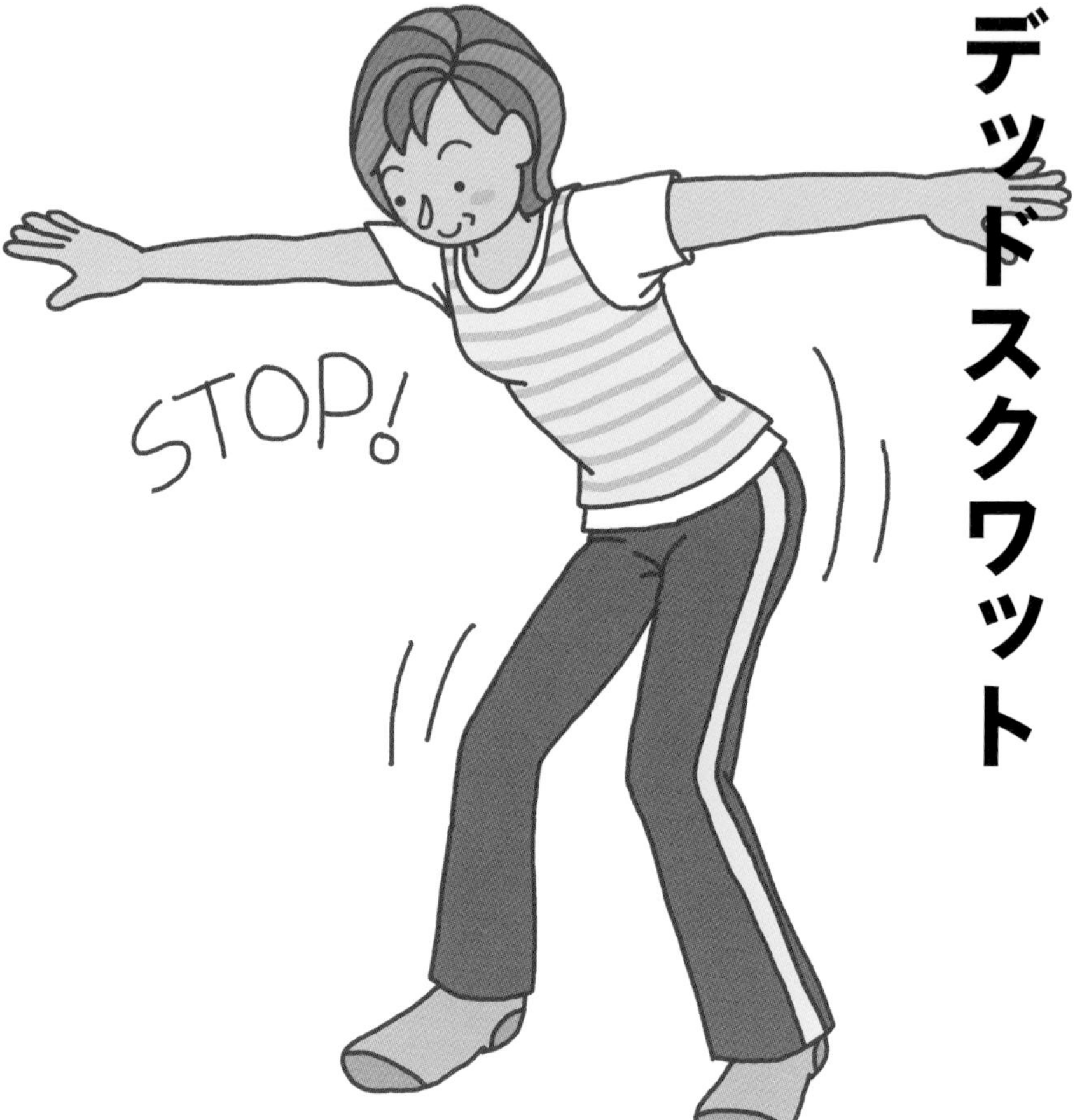

こんな方に…

・最近体がふらつく感覚がある
・姿勢が前に倒れて丸くなってきたとよく言われる
・そういえば、身長が毎年縮んできた

このエクササイズが効く理由

弱ってきた腰周辺の筋肉を強化すれば、
すべて逆転できます！

❸デッドスクワットのやり方

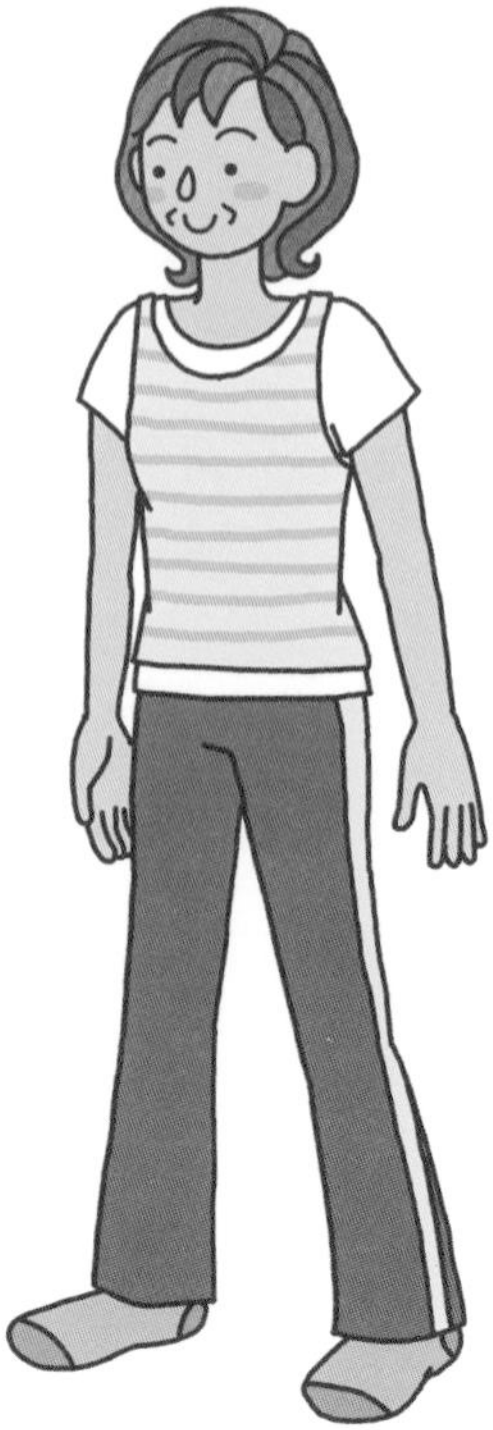

1

顔は正面を向き、両腕を下げて、胸を張ってまっすぐに立つ。

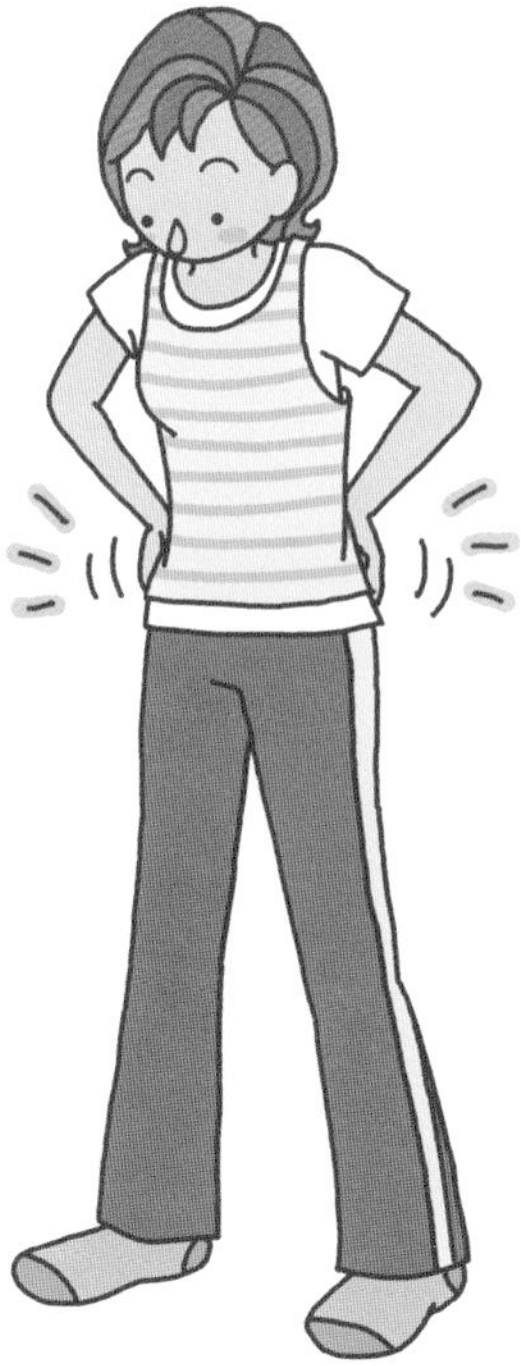

2

腰の筋肉を見て、左右の手でさすりながら「腰、腰、腰」と声に出す。

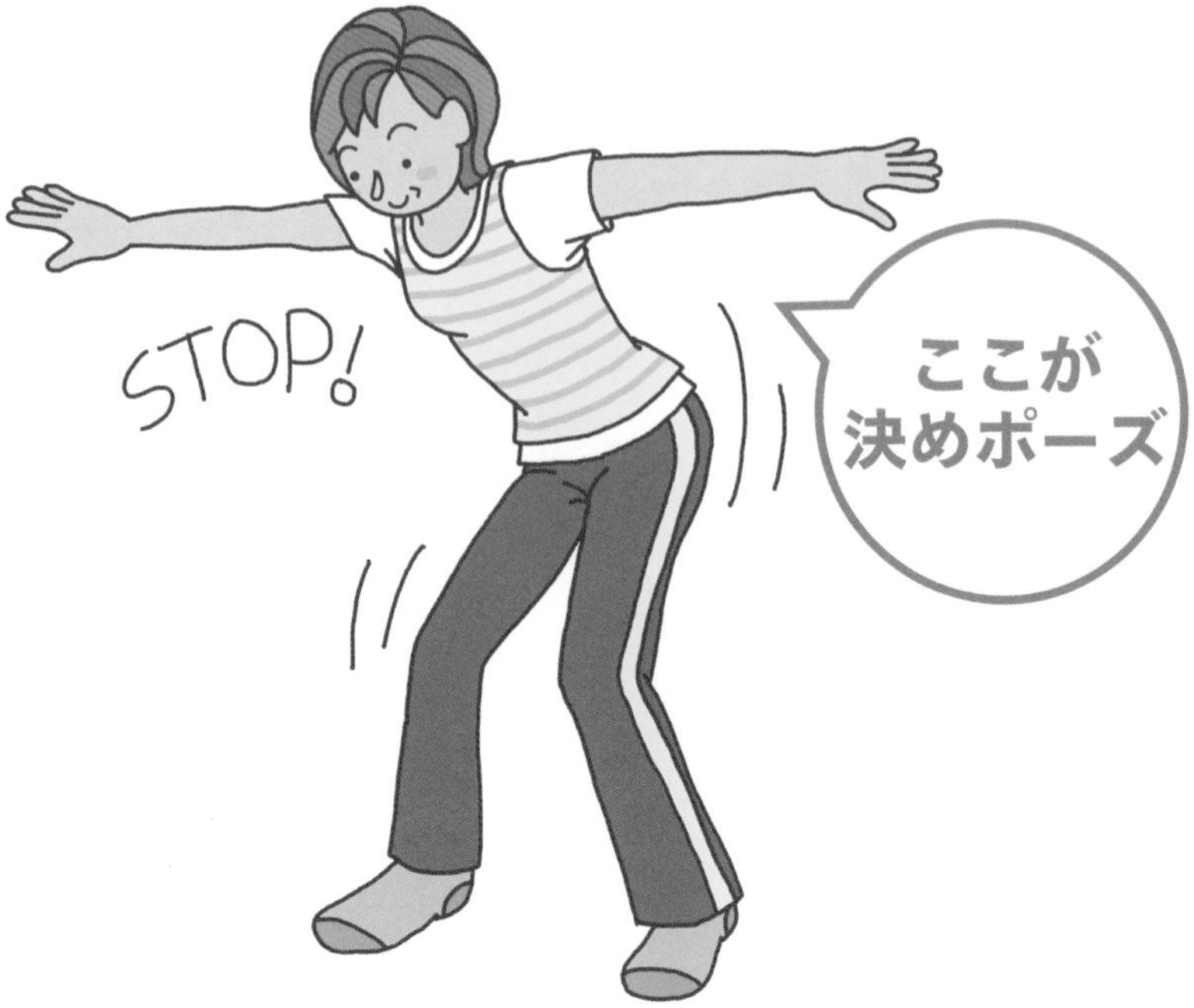

3

両足を肩幅に開き、両腕は真下に垂らし、お尻は後ろに引いて上半身は前に傾けた姿勢になり、この体勢で両腕を横に広げ、5秒～10秒キープする。

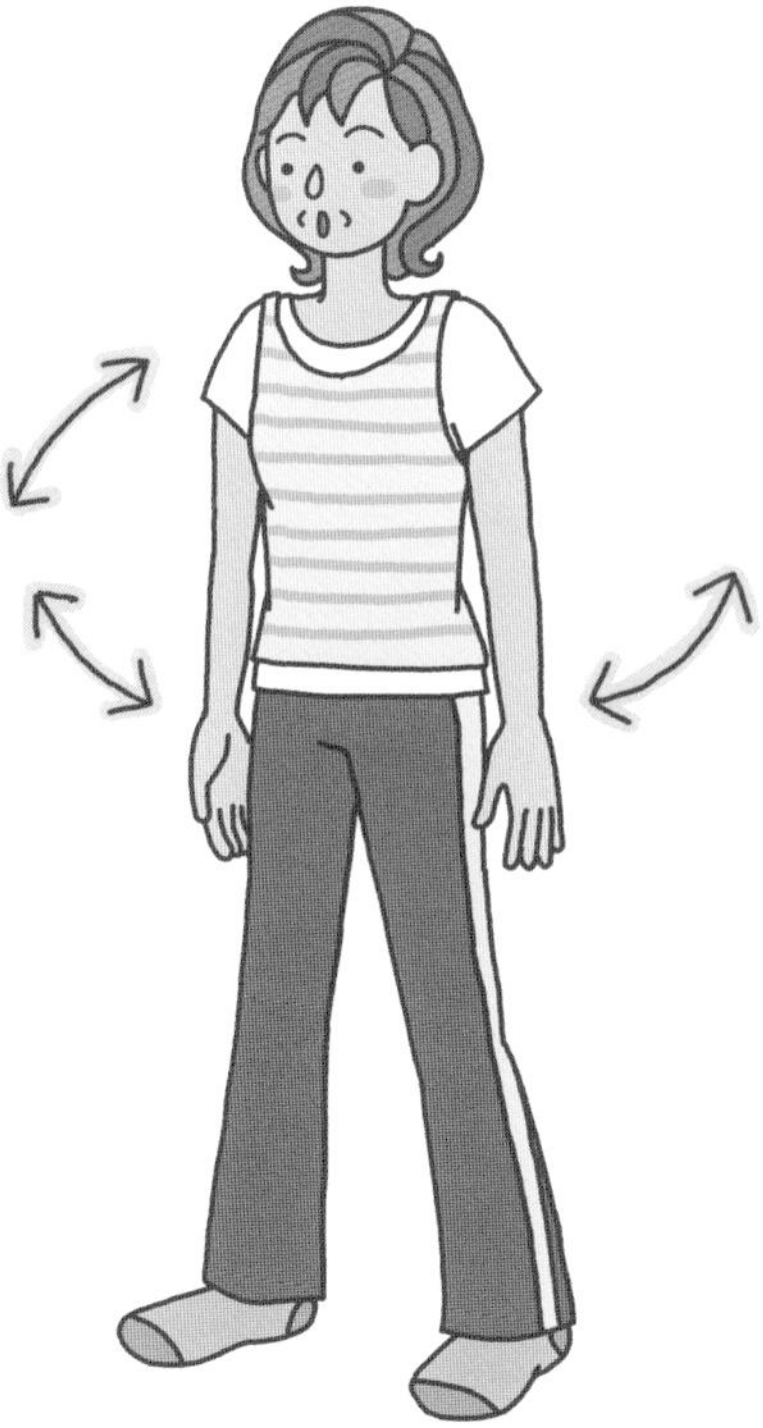

4

ゆっくりとしたスピードでお尻を戻し、上半身を起こして体が立ち上がったら体まずにすぐに降り始める。これを3回繰り返す。

POINT

①上半身は、起こしきる少し前でとめる。
②両腰の筋肉への意識は抜かない。
③スピードは、3秒で体を起こし、10秒かけて前に傾ける。
④呼吸は体を起こしながら息を吐いて、前に傾けながら息を吸う。
⑤不安定な場合は、片手を何かにつかまり安定させる。

4

ランジスクワット

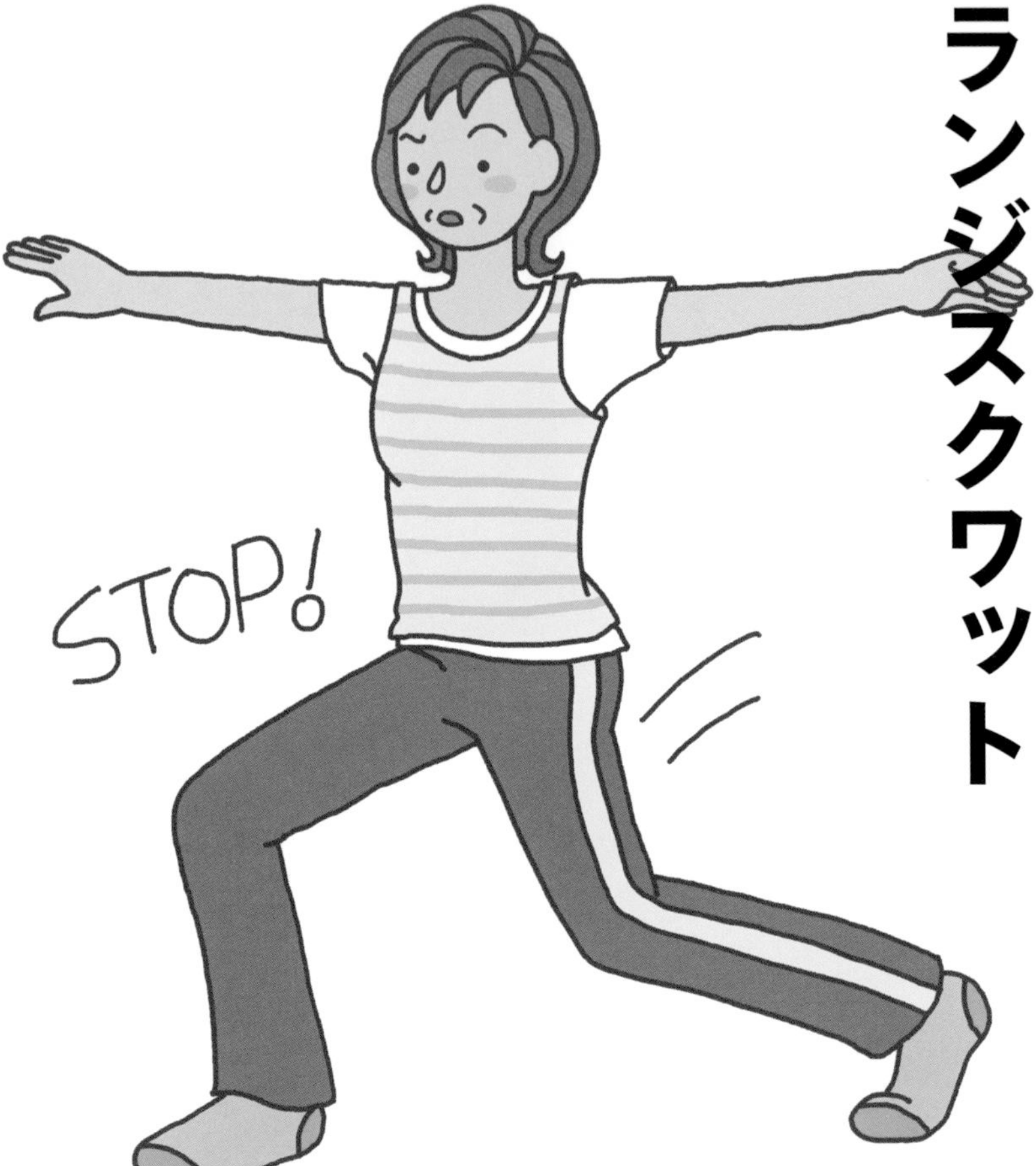

こんな方に…

・少し長く歩くと疲れるから歩く気にならない
・歩くのが嫌いになってきた

このエクササイズが効く理由

弱ってきた歩行筋を強化すれば大丈夫！

❹ランジスクワットのやり方

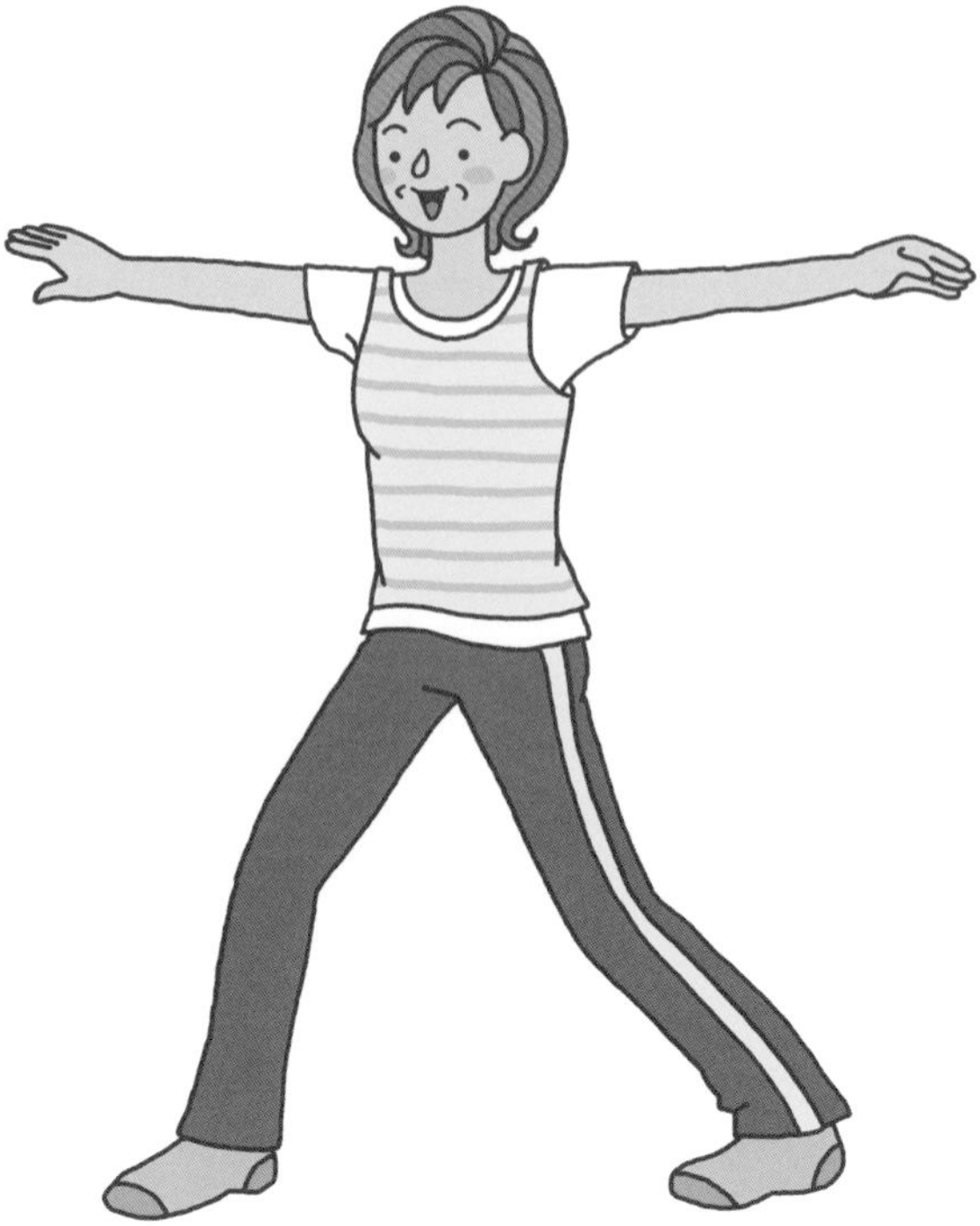

1

右の足を大きく前に踏み出し、左の足は大きく後ろに引いて立つ。

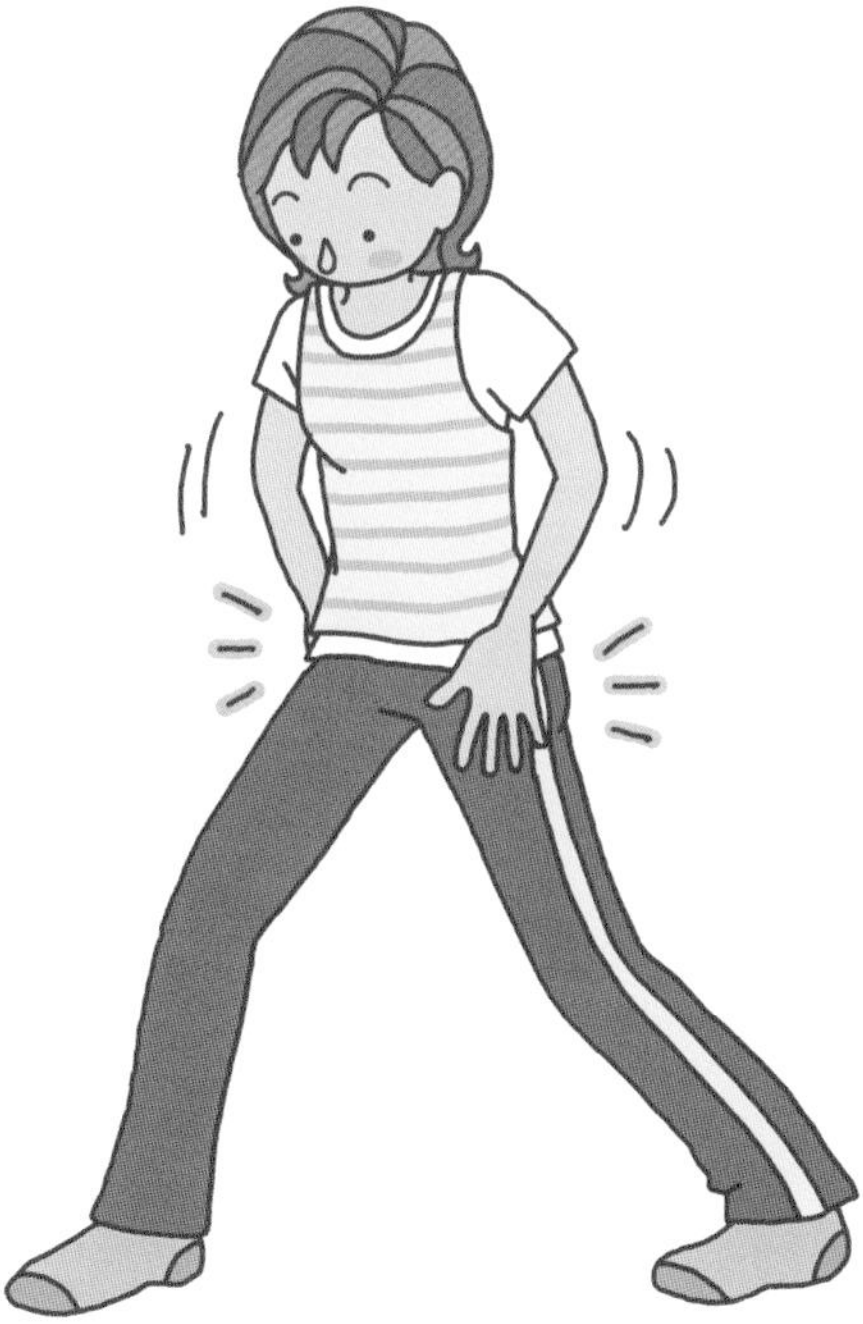

2

右のお尻の筋肉に右手を当て、左脚の付け根の筋肉を見ながら左手を当て、さすりながら「尻、脚、尻、脚、尻、脚」と声に出す。

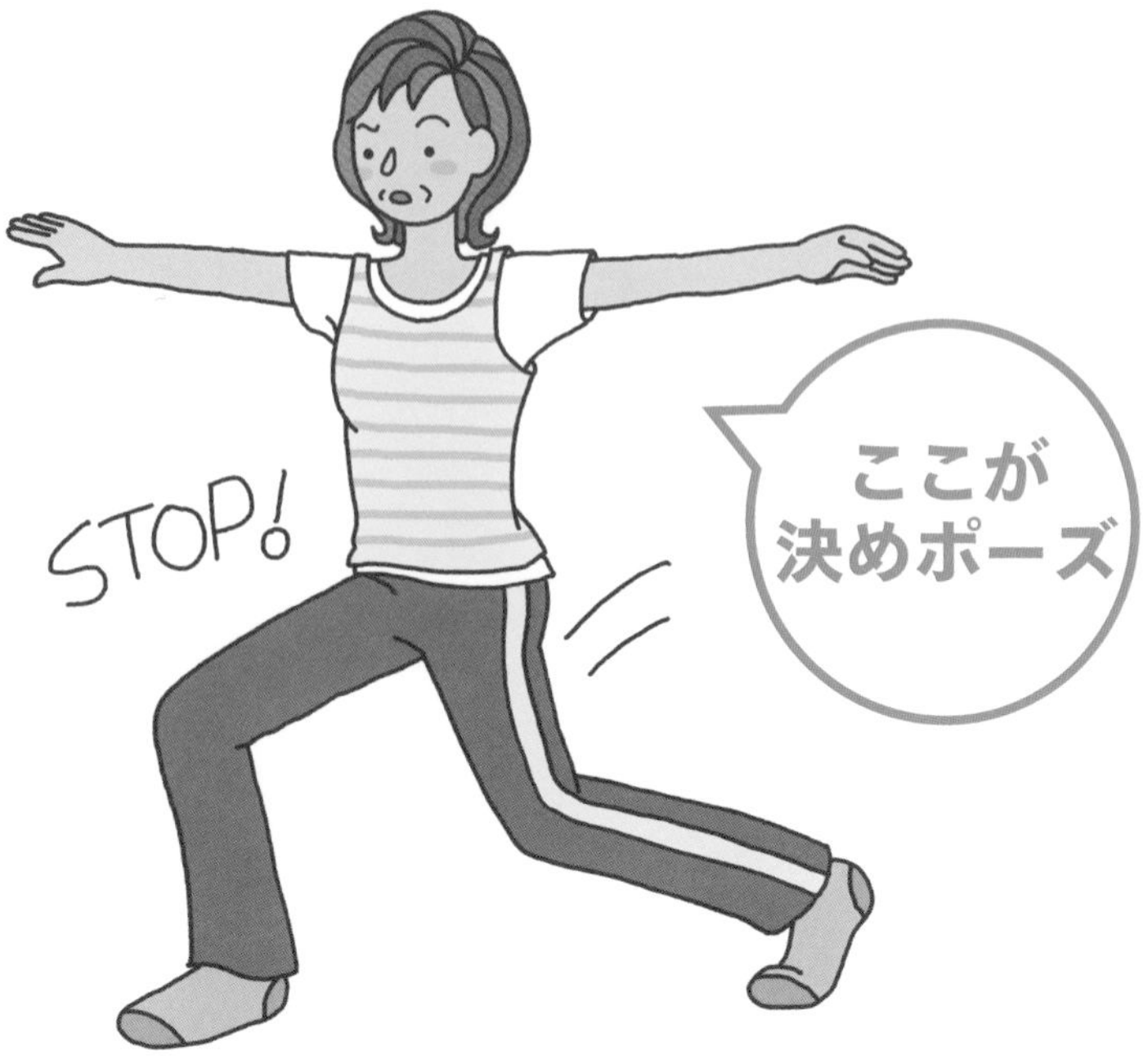

3

右のお尻をやや後ろに引き、左右の脚を曲げた姿勢になり、この体勢のまま左右の腕を横に広げる。この姿勢を5秒〜10秒キープする。

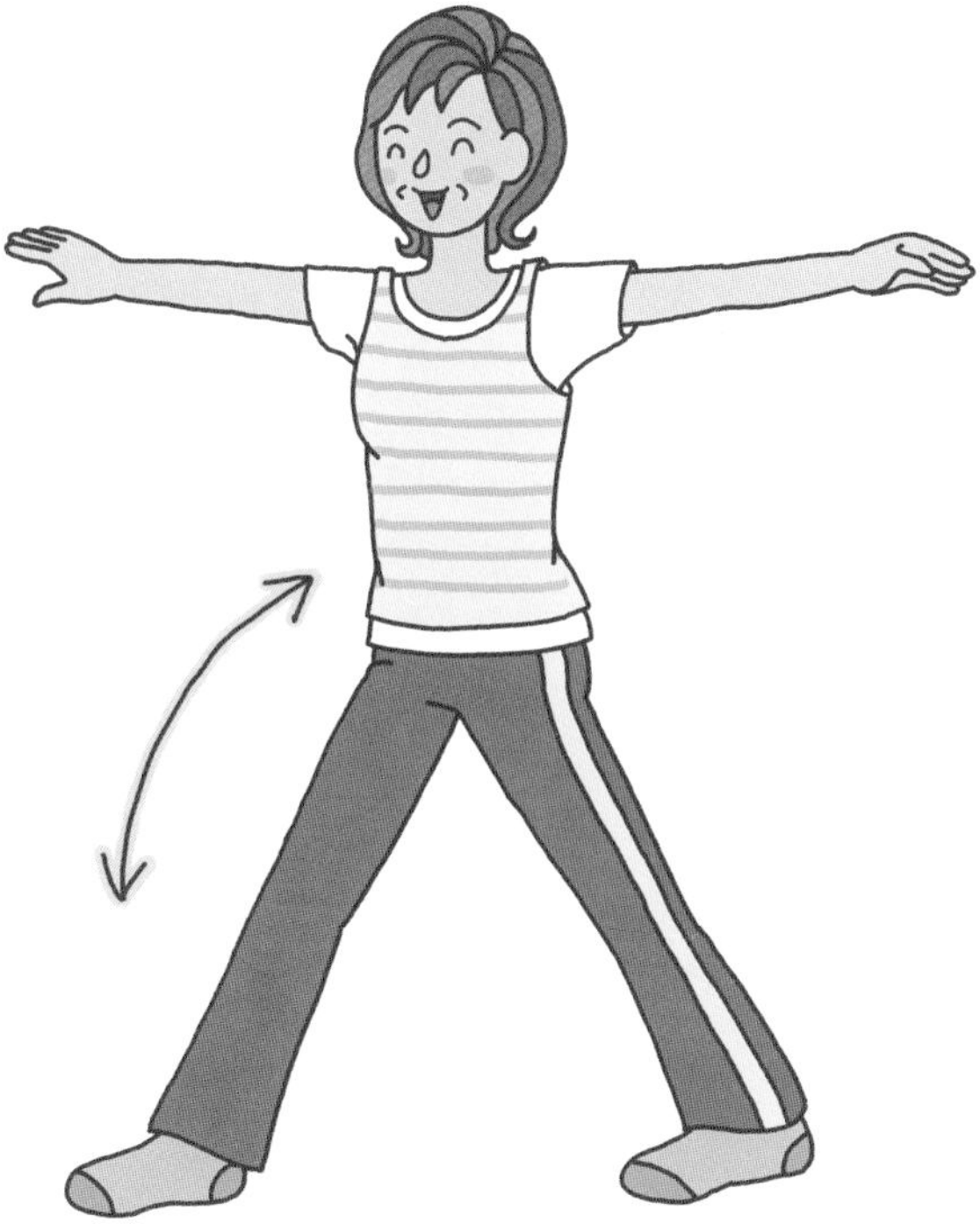

4

ゆっくりとしたスピードでお尻を戻し、左右の脚を伸ばしながら体が立ち上がったら休まずにすぐに降り始める。
これをそれぞれ左右の脚で3回繰り返す。

POINT

①左右の脚は、伸ばしきる少し前でとめる。
②右(左)のお尻と左(右)脚の付け根の筋肉への意識は抜かない。
③スピードは、3秒で左右の脚を伸ばし、10秒かけて左右の脚を曲げる。
④呼吸は左右の脚を伸ばしながら息を吐いて、曲げながら息を吸う。
⑤不安定な場合は、片手を何かにつかまり安定させる。

5 後ろ足片足スクワット

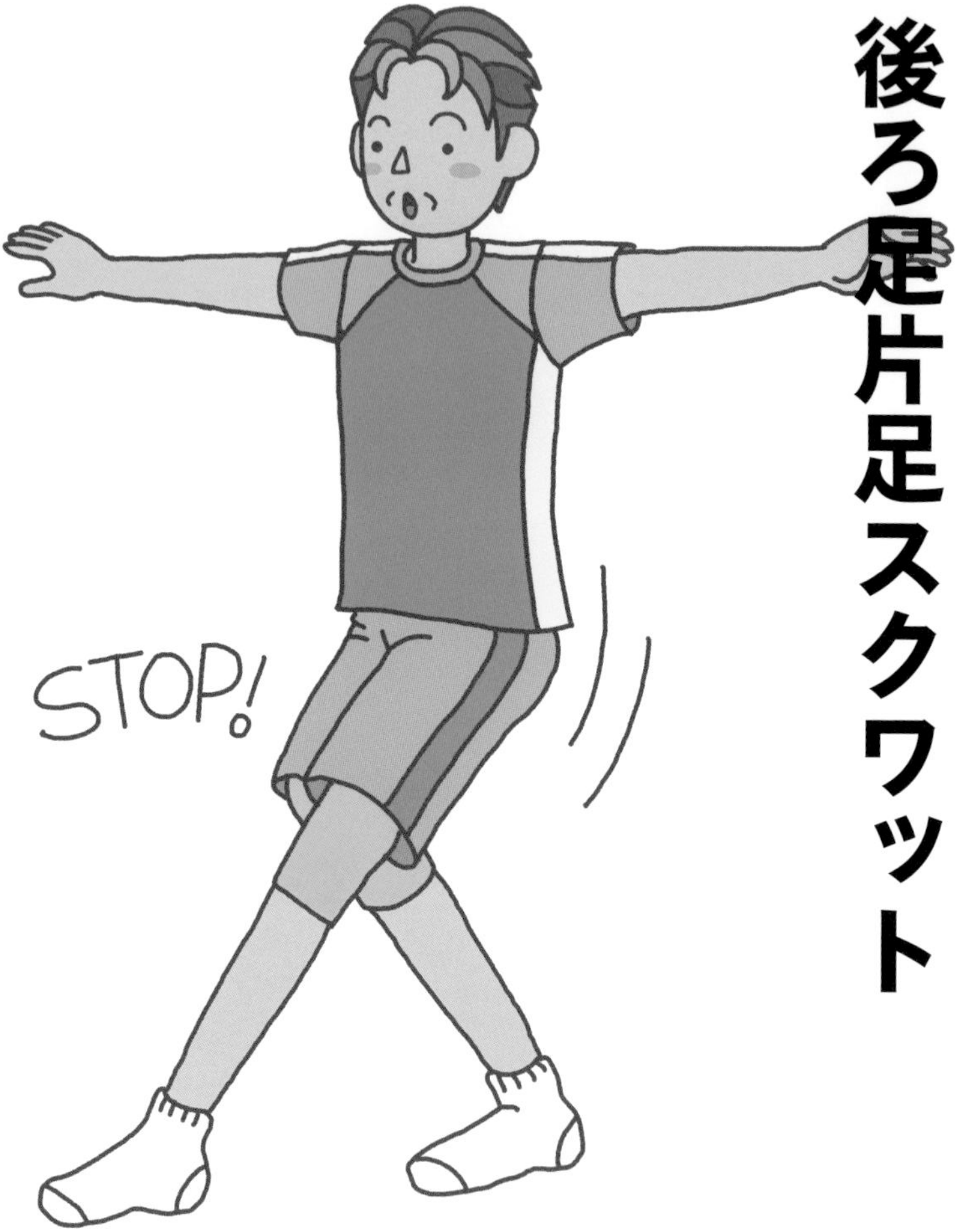

こんな方に…

・最近歩くスピードが落ちてきた
・上り坂を歩いているとお尻に力が入らず、前になかなか進まない
・お尻の筋肉が垂れて格好が悪くなってきた

このエクササイズが効く理由

弱ってきたお尻の筋肉を強化すれば、すべて解決します！

❺後ろ足片足スクワットのやり方

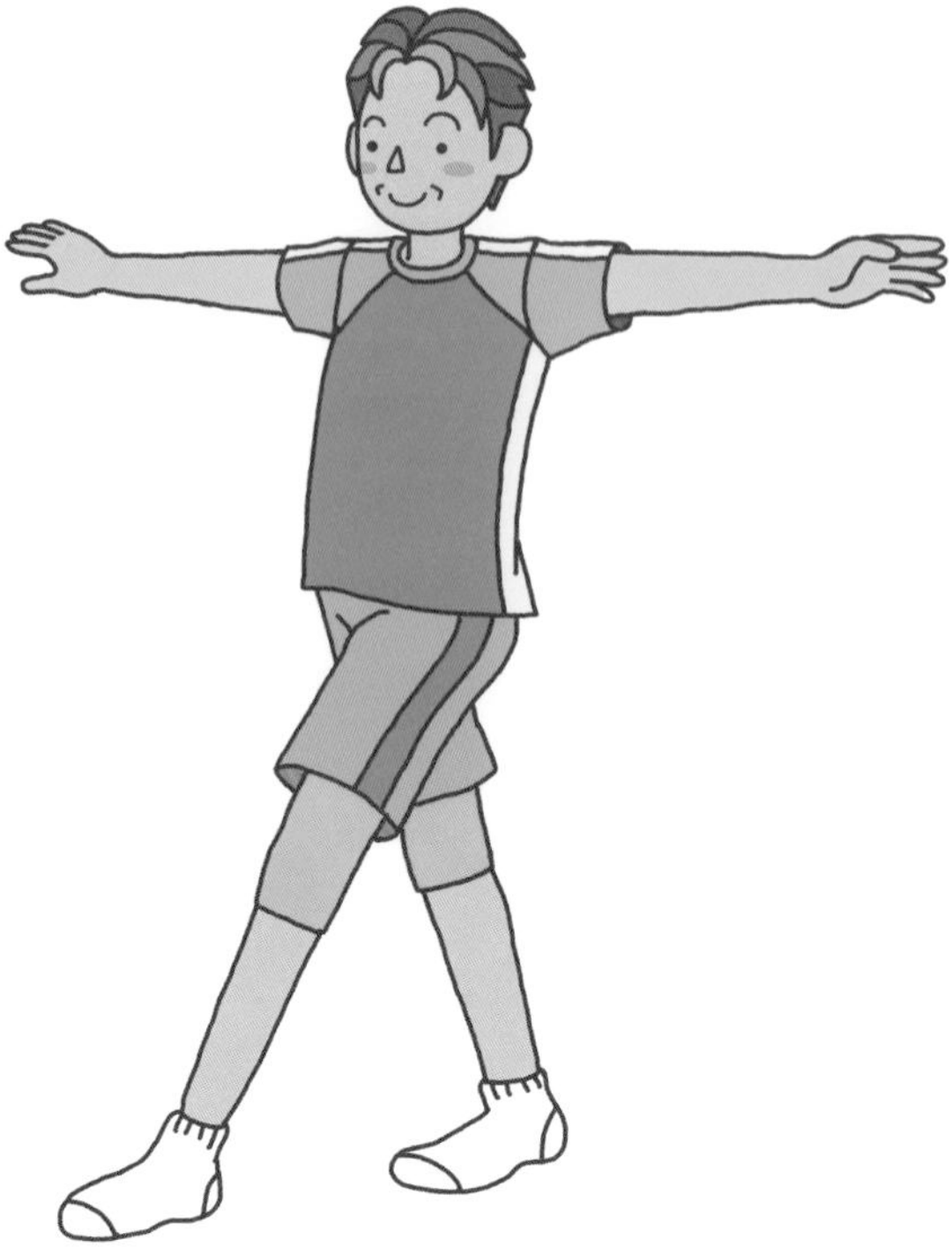

1

右足を半歩後ろへ引き、まっすぐ正面を向いた姿勢で立つ。

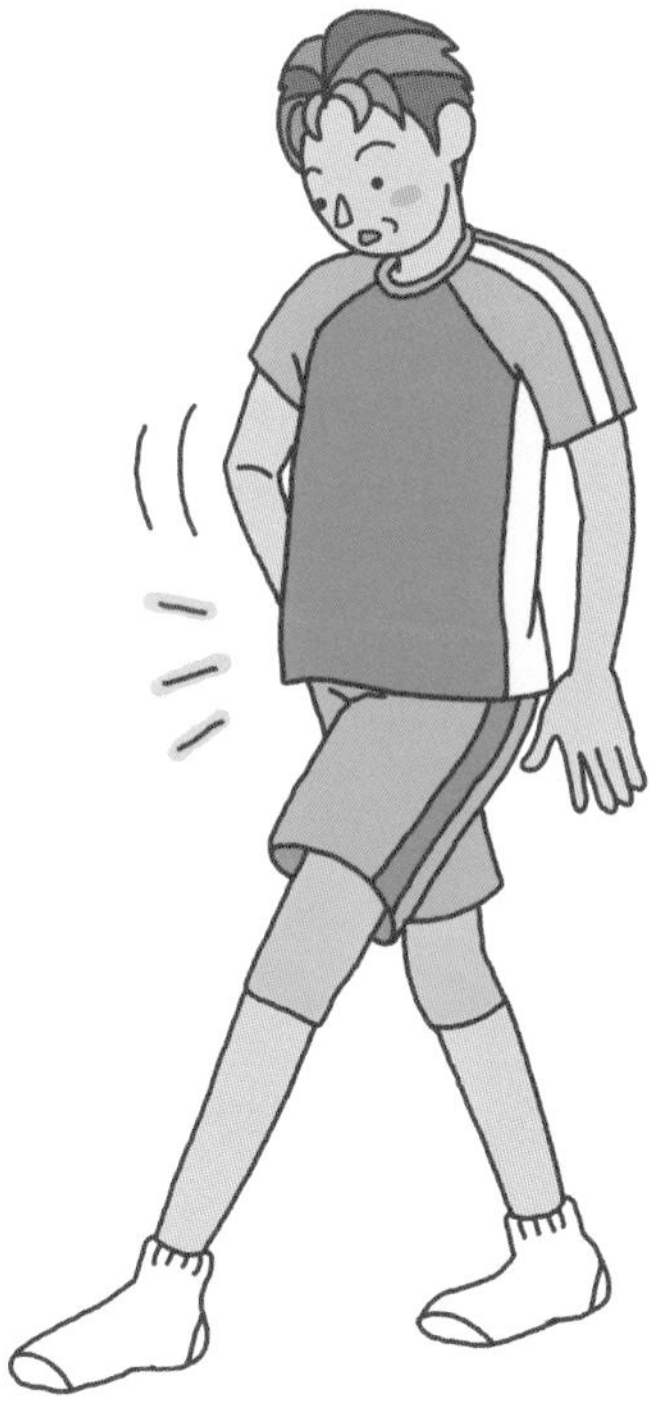

2

右のお尻の下側の筋肉を見て、右手でさすりながら「尻、尻、尻」と声を出す。

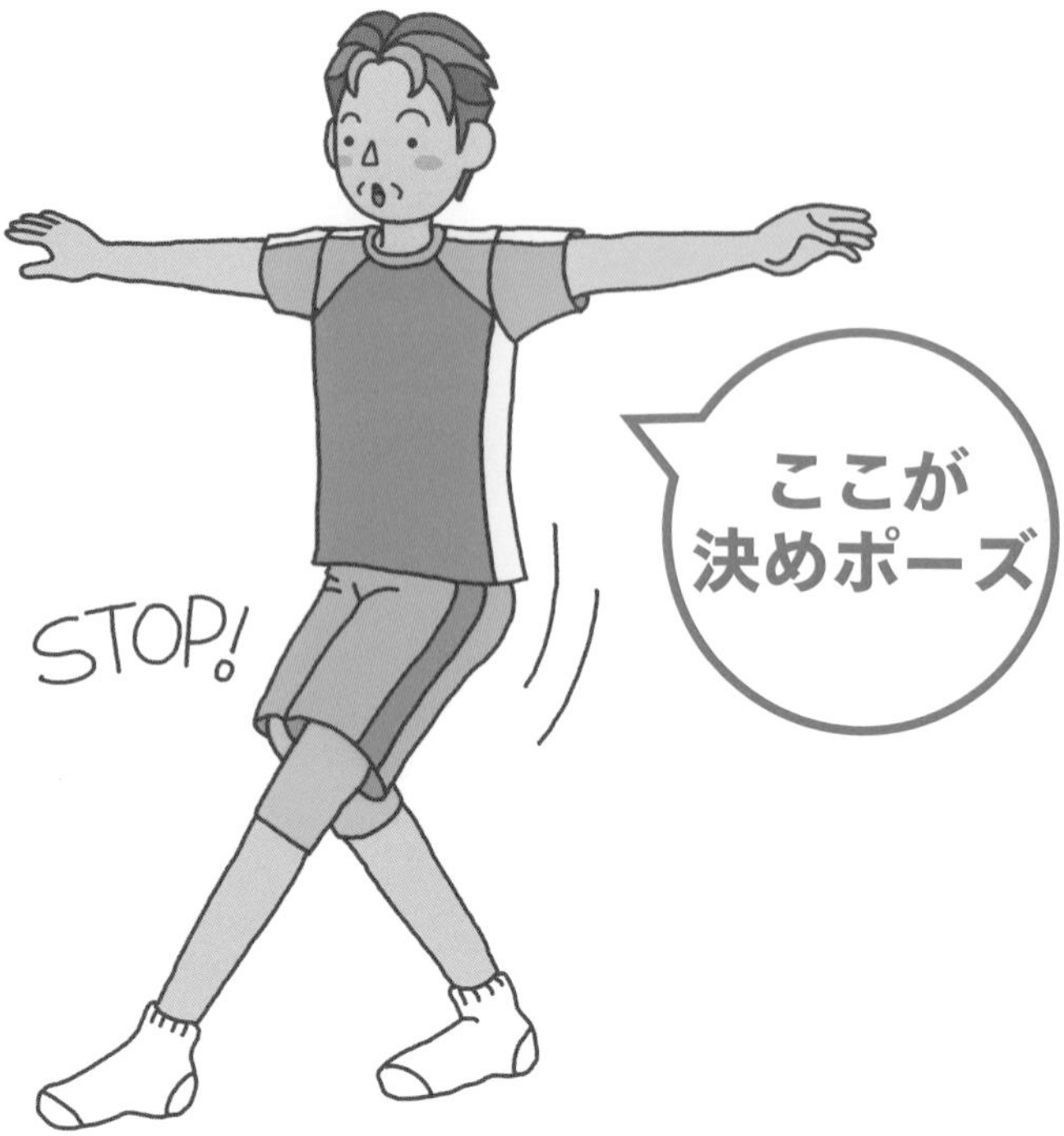

3

左の脚は伸ばしたまま、右の膝を曲げた姿勢になり、この体勢のまま両腕を横に広げる。この姿勢を5秒〜10秒キープする。

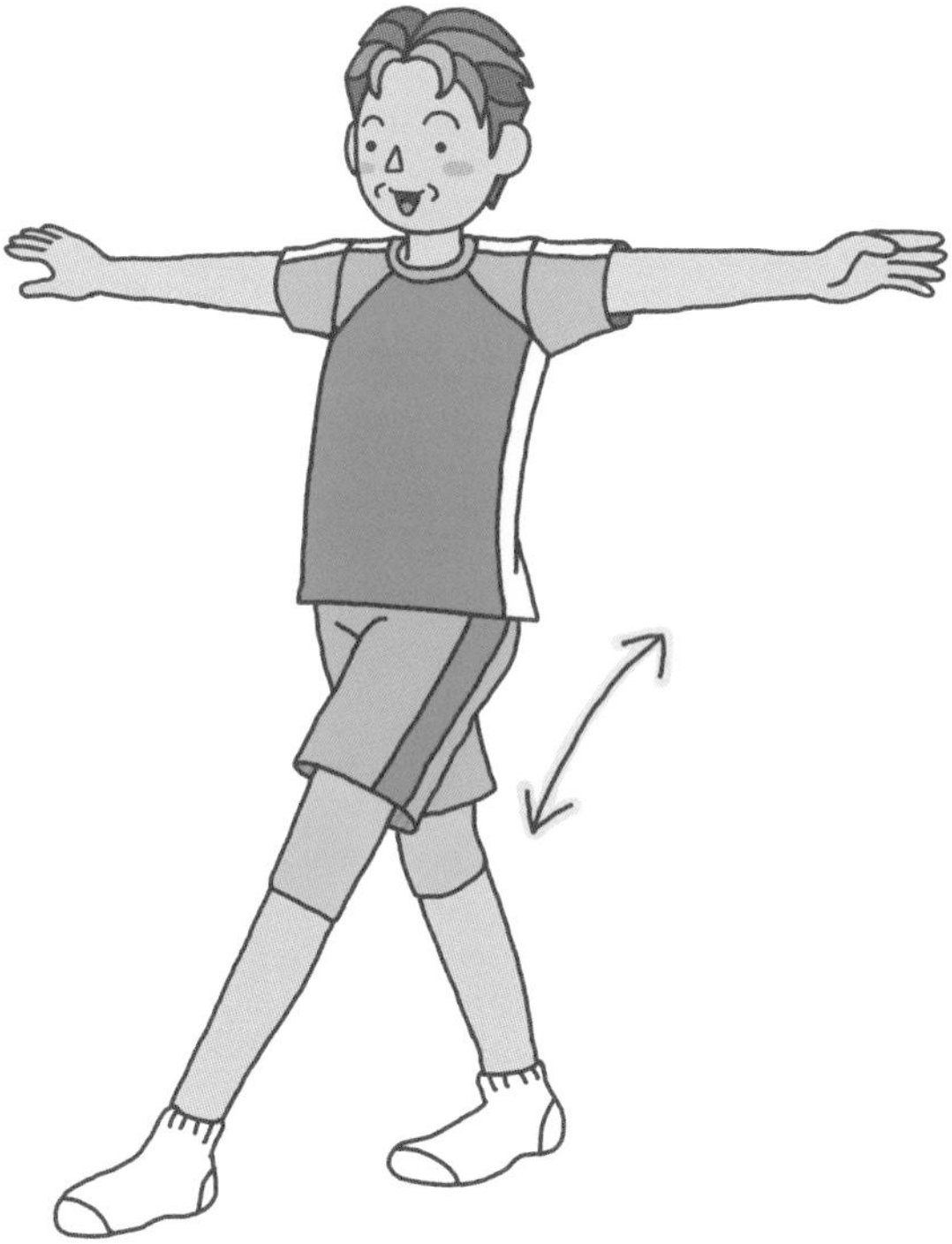

4

ゆっくりとしたスピードでお尻を戻し、右の膝を伸ばしながら体が立ち上がったら休まずにすぐに降り始める。
これをそれぞれ左右の脚で3回繰り返す。

POINT

①右（左）膝は、伸ばしきる少し前でとめる。
②右（左）のお尻の下側の筋肉への意識は抜かない。
③スピードは、３秒で右（左）膝を伸ばし、10秒かけて右（左）膝を曲げる。
④呼吸は右（左）膝を伸ばしながら息を吐いて、右（左）膝を曲げながら息を吸う。
⑤不安定な場合は、片手を何かにつかまり安定させる。

コロバヌエクササイズ

6 クロスランジ

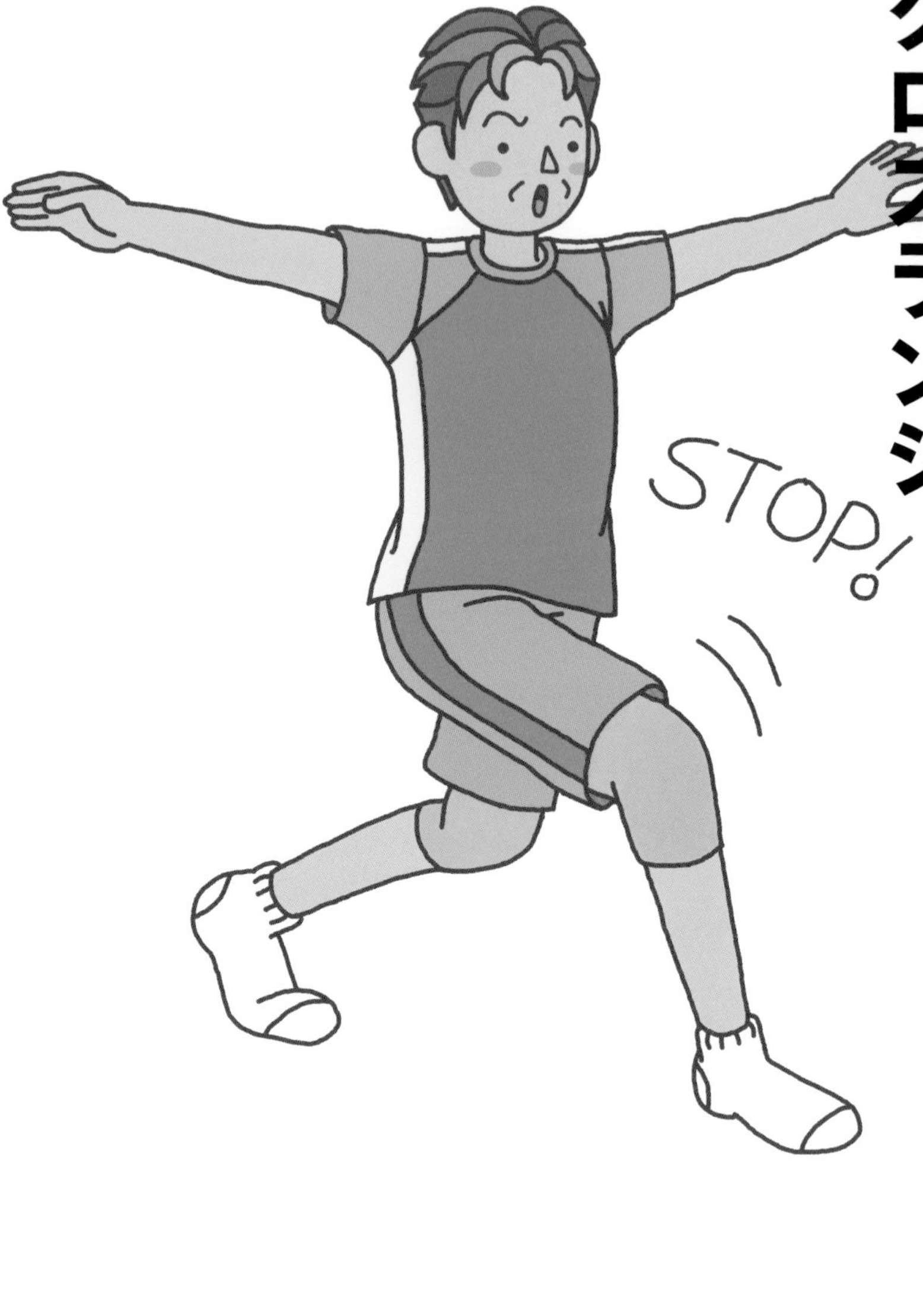

こんな方に…

・歩幅を広く大股で歩くことができなくなった
・長く歩くと膝がガクガクする

このエクササイズが効く理由

外腿が衰えています。筋力を強化すれば大丈夫！

⑥クロスランジのやり方

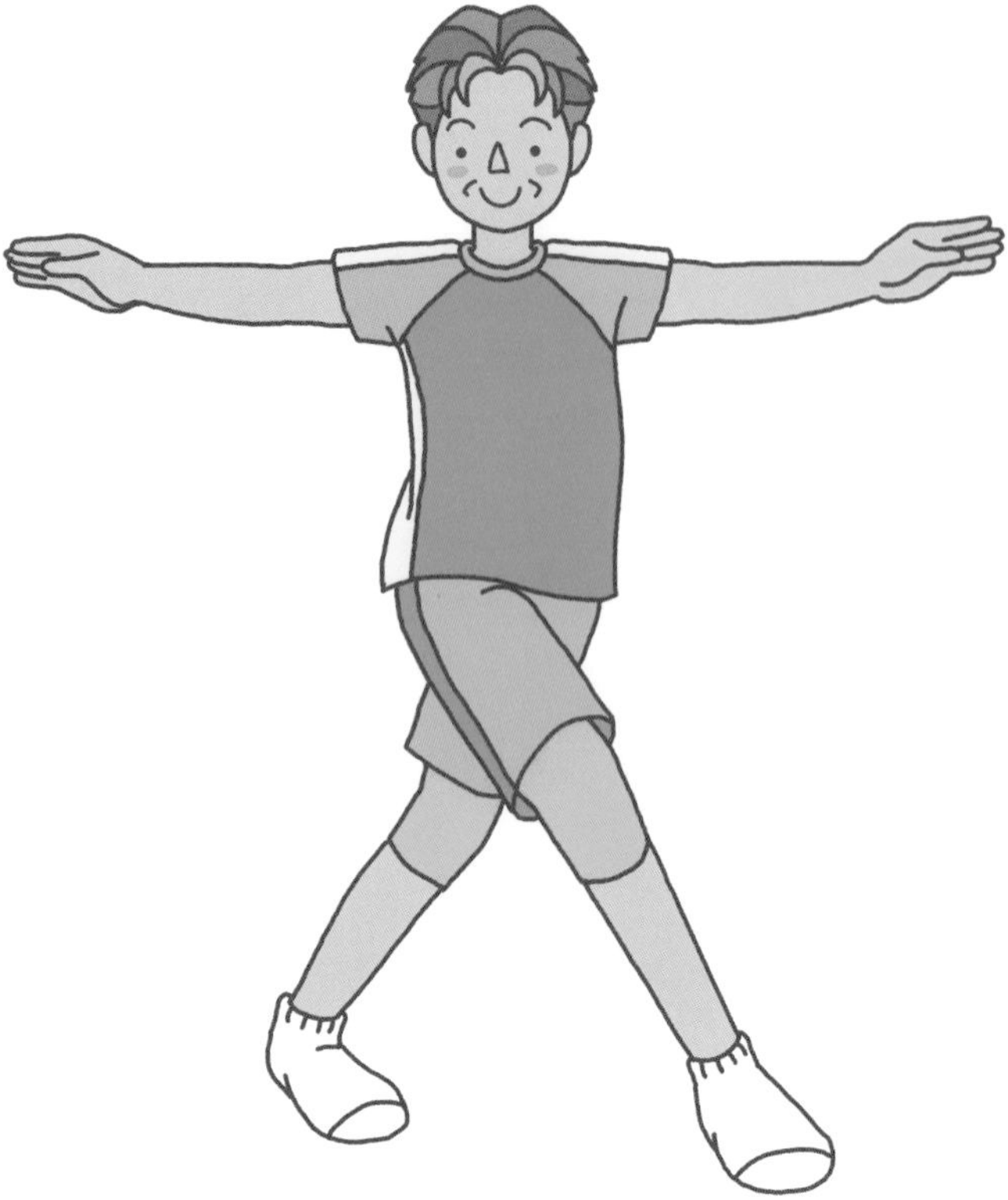

1

右足を大きく前に出し、左足は後ろに大きく引いて右足の左側にクロスした姿勢で立つ。

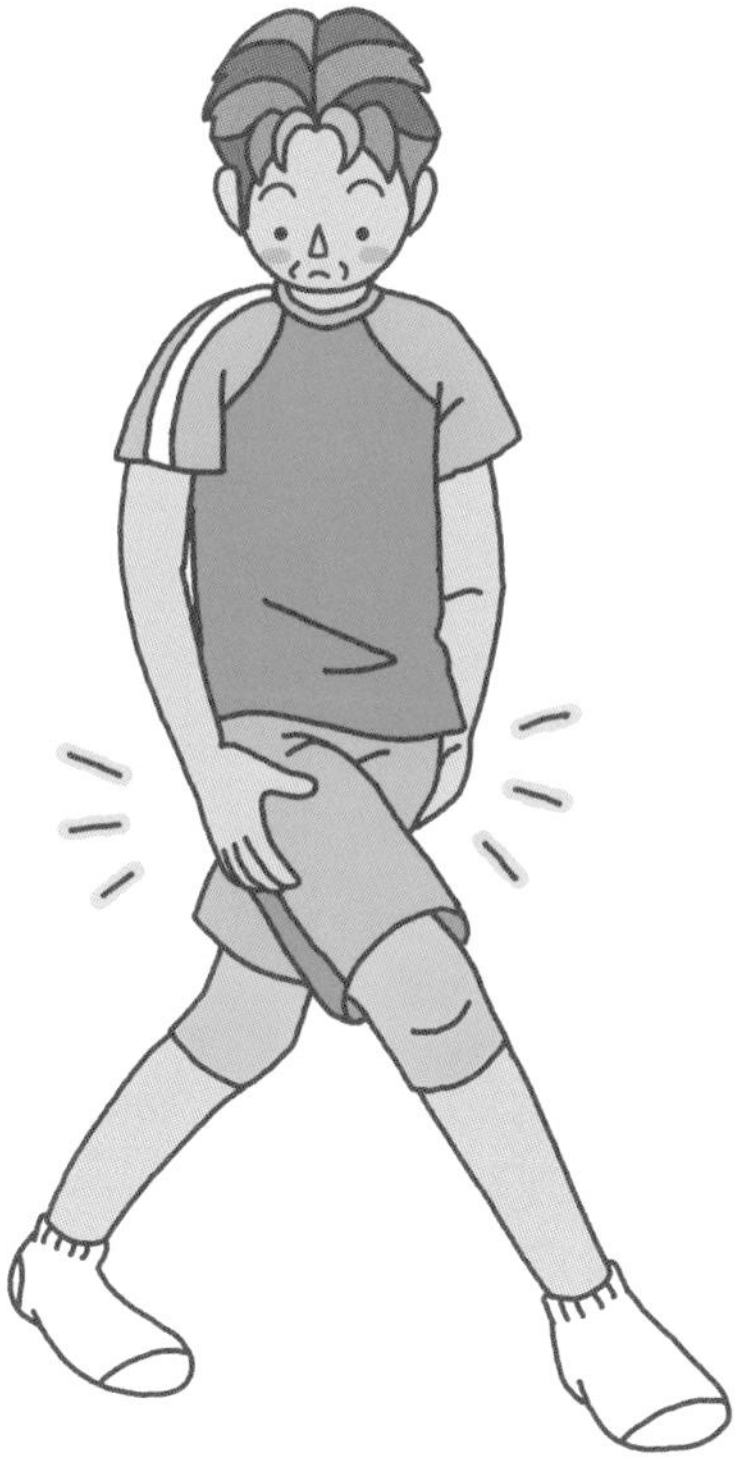

2

左右それぞれの太腿の外側の筋肉を見て左右の手でさすりながら「脚、脚、脚」と声を出す。

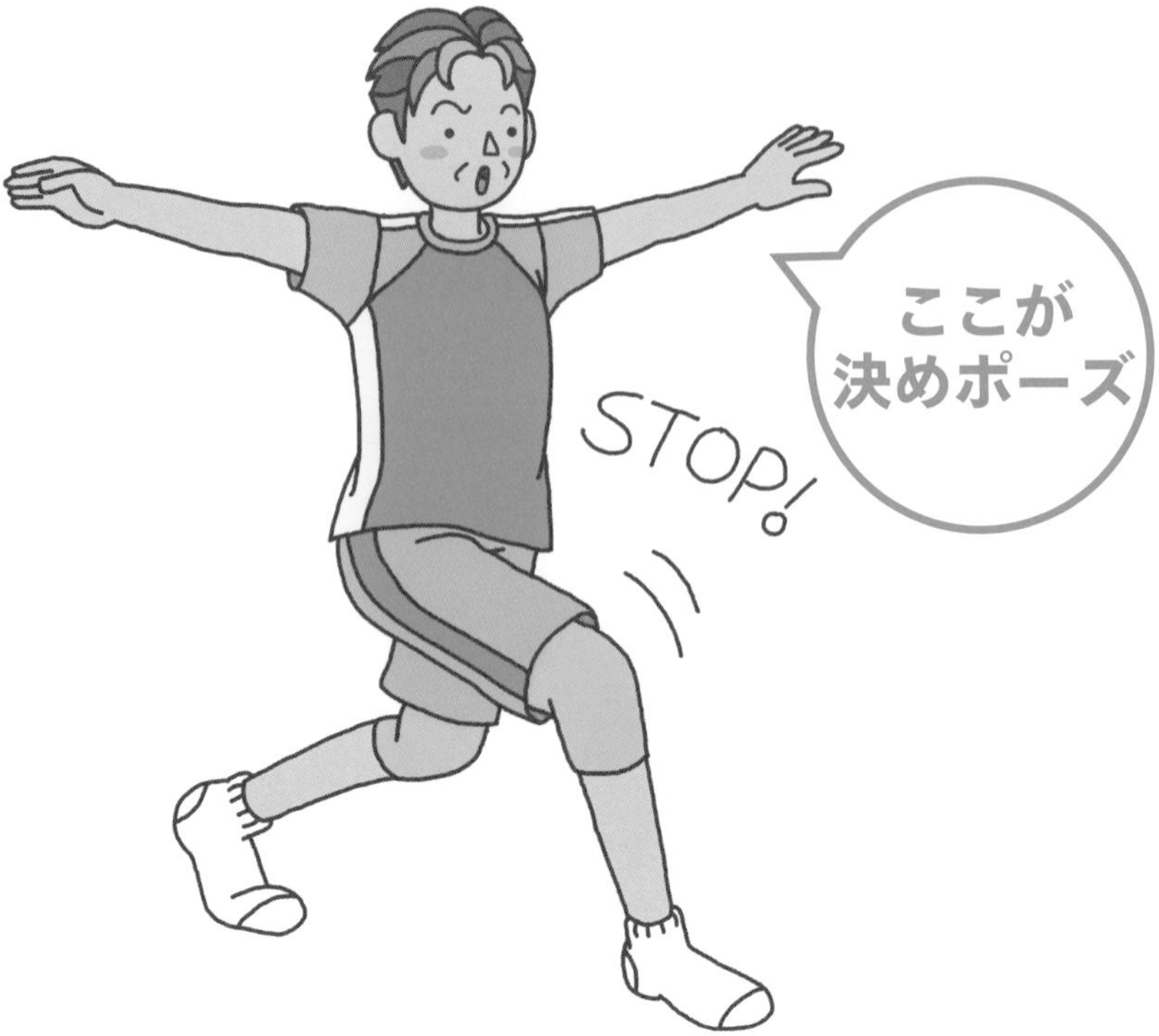

3

両膝を曲げてしゃがんだ姿勢になり、この体勢のまま左右の腕を横に広げる。この姿勢を5秒～10秒キープする。

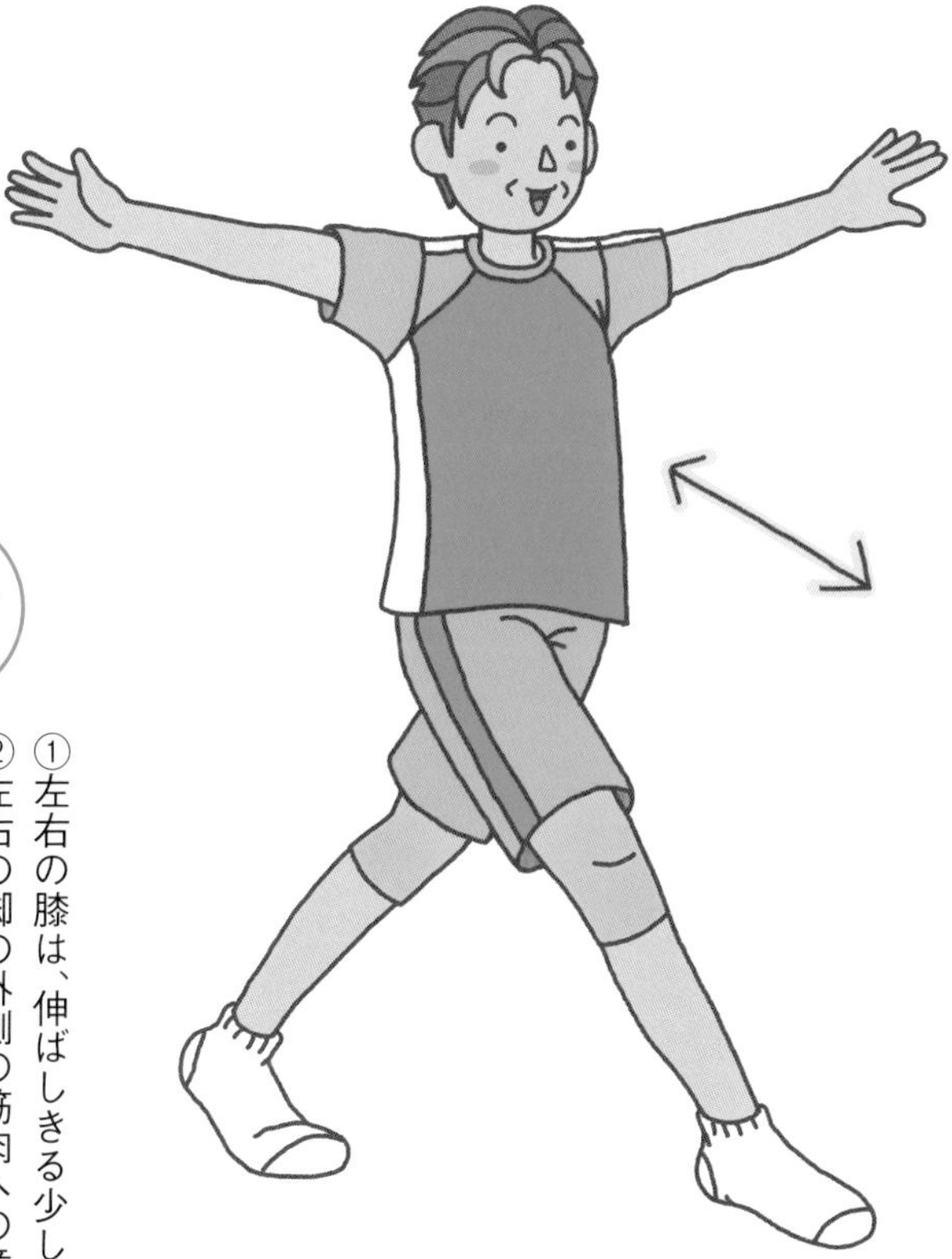

4

ゆっくりとしたスピードで左右の膝を伸ばして、左右の膝を伸ばしながら体が立ち上がったら休まずにすぐに降り始める。
これをそれぞれ左右の脚で3回繰り返す。

POINT

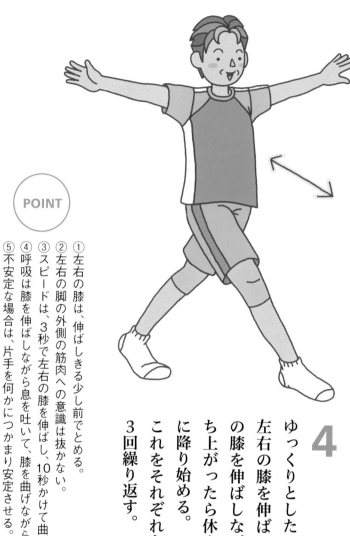

①左右の膝は、伸ばしきる少し前でとめる。
②左右の脚の外側の筋肉への意識は抜かない。
③スピードは、3秒で左右の膝を伸ばし、10秒かけて曲げる。
④呼吸は膝を伸ばしながら息を吐いて、膝を曲げながら息を吸う。
⑤不安定な場合は、片手を何かにつかまり安定させる。

コロバヌエクササイズ

7 ワンレッグアップ

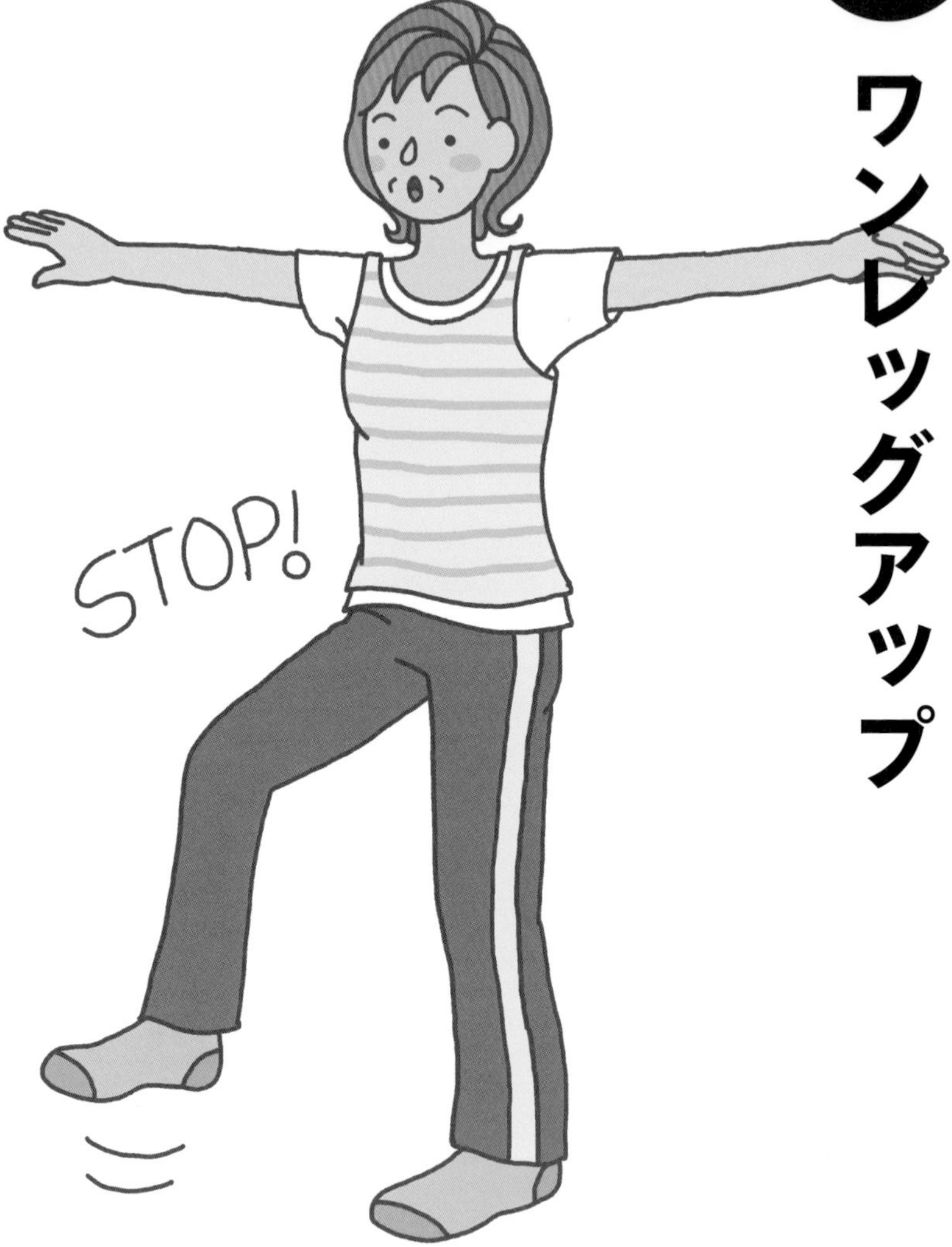

こんな方に…

・股関節の動きをスムーズにして足が楽に上がるようになりたい

・将来杖を使わない体でいたい

このエクササイズが効く理由

足の付け根を強化すれば、楽に足が上がるようになります！

❼ワンレッグアップのやり方

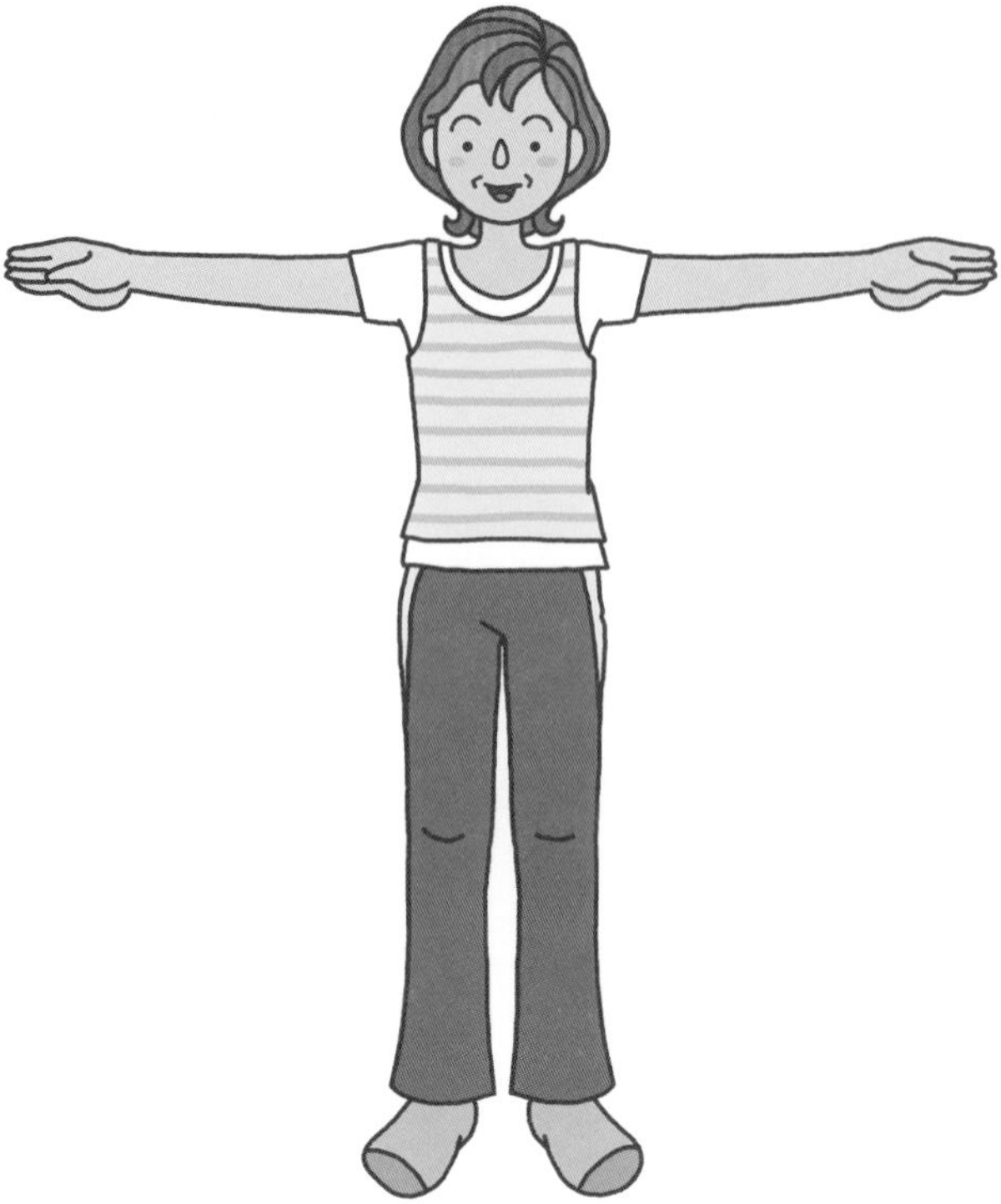

1

両腕を横に広げ、左右の脚は肩幅で立つ。

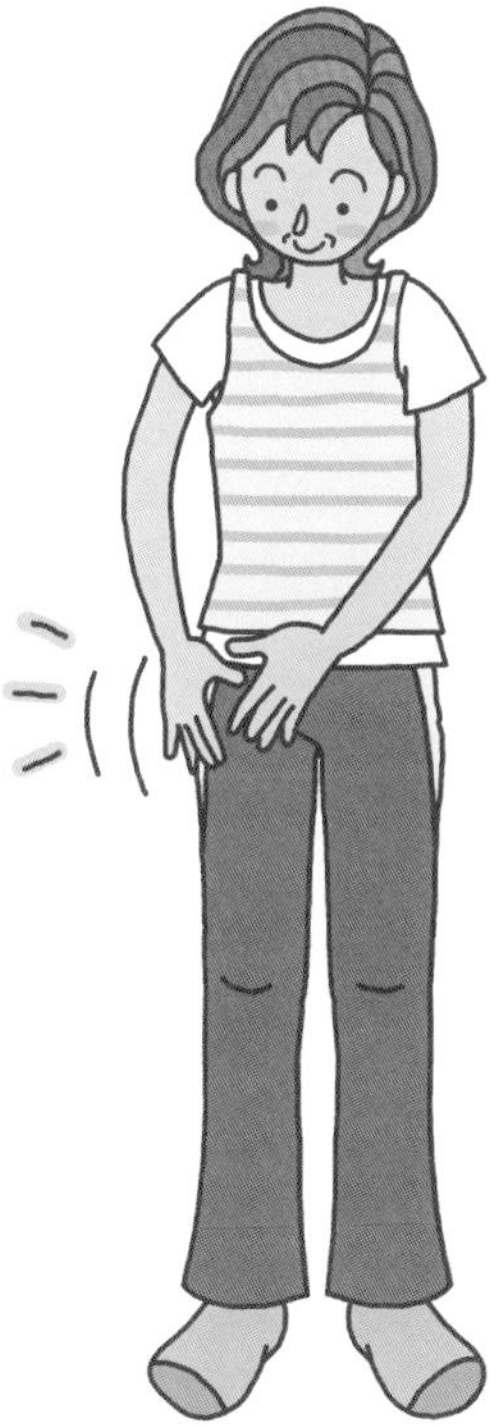

2

右脚の付け根の筋肉を見て、さすりながら「脚、脚、脚」と声を出す。

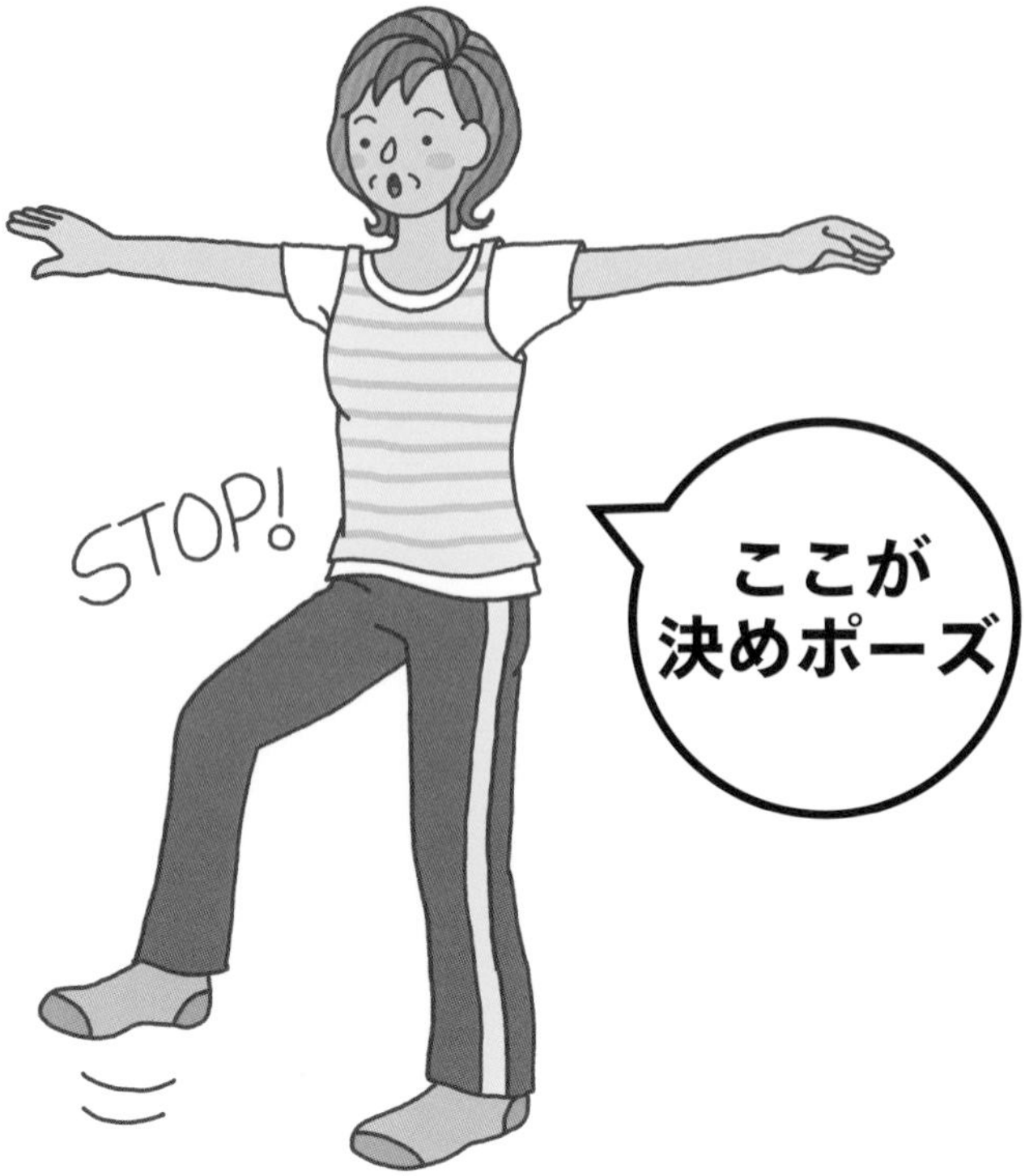

3

右脚の付け根から軽く持ち上げ、この体勢のまま左右の腕を横に広げる。この姿勢を5秒～10秒キープする。

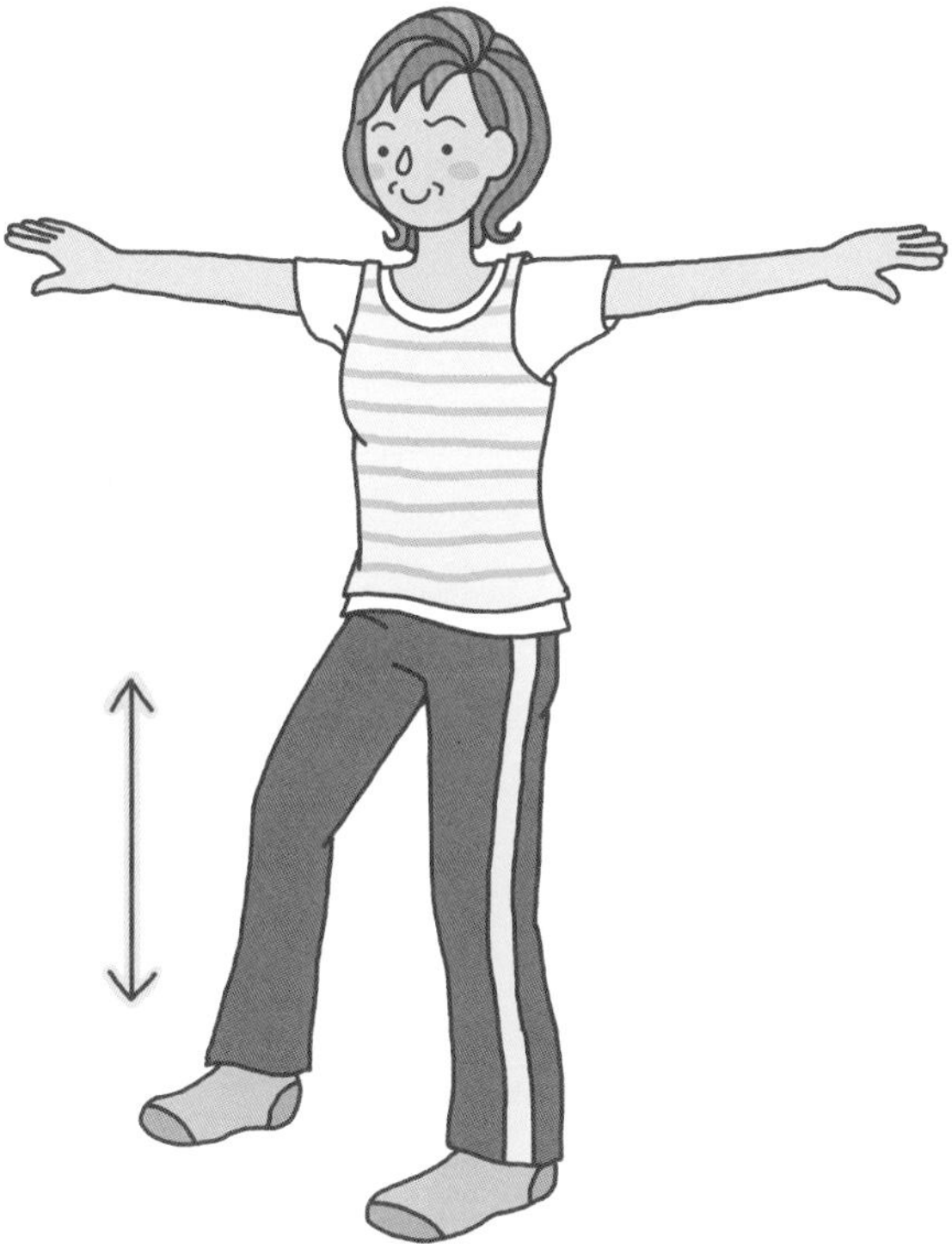

4

ゆっくりとしたスピードで右の脚を下ろし、右の脚を下ろしながら、脚が完全に下ろす前に止めて休まずにすぐに右脚を上げる。これをそれぞれ左右の脚で3回繰り返す。

POINT

①右（左）の脚は、下ろしきる手前でとめる。
②右（左）の脚の付け根の筋肉への意識は抜かない。
③スピードは、3秒で右（左）脚を上げ、10秒かけて右（左）脚を下げる。
④呼吸は脚を下げながら息を吸って、脚を上げながら息を吐く。
⑤不安定な場合は、片手を何かにつかまり安定させる。

第３章

転ばないための「神経」のはなし

体力が衰えた？　実は「神経」が弱まっただけ

あなたは「年をとって、身体が弱くなったな…」と感じたことがあるでしょうか？

一定の年齢を過ぎれば、多くの人が頷くことと思います。

しかし、そのように感じているひとの大半が、実は「筋力や反射神経などの能力はあまり落ちていない」と聞いたら驚くでしょうか。

これは事実です。高齢者の方の体力は、思っているほど落ちていないのです。

私は中高年専門のパーソナルトレーニングジムを経営していますので、「筋肉が弱くなったので鍛えたい」「なんとなく体力が落ちた気がする」といったお悩みの方が多くいらっしゃいます。

しかし筋肉量を体組成測定機などで測ってみると、筋肉量はあまり減っていない方がほとんどなのです。つまり体力が衰えたのではなく、筋肉はしっかりあるけれど、**「うまく動かす能力」**が落ちただけ」ということなのです。この「うまく筋肉を動かす能力」という概念があまり知られていないので、皆さん誤解をしているだけなのです。

ちなみに私は、この神経が筋肉をうまく動かす能力を「筋能力」と名づけ、20年前から指導に活かしています。

さて、ここで疑問が湧いてきませんか？

私たちはなぜ、筋肉が減ったと誤解してしまうのでしょうか。

ここでポイントになるのが、「**神経**」です。

日常生活でよく使う動きというのは、神経がなかなか衰えません。高齢者の方でも、日頃普通に歩いて、普通に買い物に行っている方は、歩く体力はずっと維持している方が多いものです。

しかしそれ以外の、日頃あまりしない動きでは神経が弱ってしまいがちなのです。

具体的には、脳からの指令が筋肉に伝わりにくくなり、結果として力がうまく出せないということ。だから、筋力はしっかり残っているのに「年のせいで、筋力も体力も衰えた」と勘違いしていまいがちなのです。

このことは、転ばないために重要な意味を持ちます。

なぜなら神経が衰えてしまうと、「頭では支えようとしたんだけど、身体が動かなかった」となってしまうからです。身体が思うように動かないのであれば、いくら体力が残っていても宝の持ち腐れですね。

ここに、コロバヌエクササイズがわざわざ「やや不安定」という体勢で行われる理由がありま す。**神経が活性化する条件を整えている**のです。

日頃から「いつも転びそうになっている」という人はなかなかいませんね。転ぶという動作は、多くの人が日頃あまりしない動きですから、どうしても神経が使われず、衰えがち。だからいざ転んだ時には大事になってしまうのです。

そこで転ぶ状況を安全にシュミレーションして、神経を衰えさせず、むしろ強くする方法が、この本でお伝えしている内容なのです。

ただし、80代や90代近くの高齢者の方たちの中には、筋肉を使わない生活が長く続くことによって、本当に筋肉自体が少なくなっていることもあります。そのような場合は、まずは筋肉をふやすことも大切です。

でもご安心ください。コロバヌエクササイズでは神経だけでなく、筋肉も同時にしっかりと鍛えることができます。1つのエクササイズで神経も筋肉も、両方同時に鍛えられるのです。

しかもその筋肉をうまく動かす能力、「筋能力」も一緒に上がっている。

つまり**コロバヌエクササイズは、転ばないための最短距離**なのです。

運動が苦手でも、しっかり鍛えられる「秘訣」

「私は運動が苦手で…」

「年をとったので昔のようには…」

という方は世の中に大勢いらっしゃいますが、あなたはいかがでしょうか？

実際私のジムでも、最初はそう言う方が多いです。

でもトレーニングをご一緒するうちに、「これなら簡単にできる」とか「しっかりと筋肉に効く感じを思い出した」といった、嬉しい声をよくいただきます。

実は、これには「秘訣」があるのです。運動が苦手でも転ばない心身を手に入れることができる秘訣です。それをあなたにお伝えしましょう。

それは、「**動作を途中で止めること**」です。

「なぁんだ」と思ったかたもいらっしゃるかもしれませんね。確かに、静止した状態で負荷をかけるトレーニングは、大きく激しく動かす運動に比べて地味な扱いをうけがちです。

しかし、この「止める」ことの効果は、過小評価されているのです。

動作を止めるトレーニングは別名、アイソメトリクスともいい、運動が苦手な方、筋力が弱った方でも、確実に大きな効果が得られることが分かっているのです。

もう少し詳しくお伝えしましょう。

なぜ止めるとトレーニングの効果が高まるのか？　その理由は2つあります。

理由の1つ目は、「**脳が筋肉に送る電気信号が増えるから**」です。

運動が苦手な方、高齢者の方というのは筋肉に対する神経のつながりが少し弱くなっています。電気信号の量も、若干少ない状態です。すると筋肉への刺激が弱くなるので、たとえ同じトレーニングをしても、昔より筋肉の発達が少なくなってしまいます。

しかし「動作を止める」ことで、それは変わります。筋肉がどう刺激されているかをしっかりと意識でき、より多くの電気信号が脳に送られるからです。それを受けて、脳から筋肉への信号の量も増えます。双方向で神経が活性化するということです。

だから運動が苦手でも、高齢者の方でも、しっかりとトレーニング効果を得ることができるのです。

「止める」ことでトレーニング効果が高まる理由の2つ目は、「**正しいフォームが得られるから**」です。

筋肉に効かせるためには合理的な姿勢、いわゆるフォームが大事になってきます。力が抜けてしまったり、別の部位に分散してしまうのでは、刺激が減ってしまうからです。

しかし運動が苦手な方や、高齢者の方は、フォームが崩れてしまうことが多いです。力が入りにくい状態、キツく感じるところで体勢が崩れてしまい、正しいフォームになりずらいのですね。

筋肉への刺激が最大化する位置のことを専門的には「スティッキングポイント」と言うのですが、ここをおろそかなってしまうと、いかに一所懸命に鍛えても、なかなか結果が出ないのです。

これは日頃トレーニングに親しんでいる人、運動が得意だと思っている人も陥りがちな落とし穴です。スティッキングポイントをおろそかにして適当なフォームでやっている人は、なかなか筋肉が大きくなりません。そして「なぜ自分は、あの人よりも効果がでないのか？」とひそかに悩んでいるのです。

話をもどしましょう。こうしたフォームの問題は、「動作を止める」ことで解決します。キツく感じる状態、つまり刺激が一番大きいスティッキングポイントで止まるからです。筋肉によい刺激が与えられ、さらにその状態をいつも感じられるよう、自然とフォームが矯正されていく効果も得られます。

だからやればやるほど、運動が得意になっていくのです。

いかがでしょうか。「止めるだけ」でトレーニング効果が高まります。「止めるだけ」で正しいフォームも得られます。

もし**あなたが運動が苦手でも、昔のような自信がなくても、コロバヌエクササイズなら大丈夫**なのです。

間違ったスクワットは、やってはいけない

近ごろは「スクワットブーム」といわれていますね。本も多く出ていますし、テレビでも紹介

されることが多いので、試した方も多いことでしょう。

ただ、ここでちょっと質問させてください。

「スクワットって、難しくありませんか？」

脚にうまく負荷がかからなかったり、むしろ腰やひざの方が先に痛くなってしまったり、していないでしょうか。

こんな質問をしたのには、理由があります。

筋トレ指導のプロであり、ボディビルダーでもある私ですら、「スクワットという種目は難しい」と考えているからです。

私の経験上、運動歴が長く脚力に自信がある方でも、最初から効果的なフォームでスクワットができる方はほとんどいません。どこかしら別の部位に負担がかかっている方がほとんどで、痛みを抱えてご相談に見える方も珍しくないのです。

ましてや昔のように体が動かないシニアの方がいきなりスクワットに挑戦しても、必ずといっていいほど悪戦苦闘してしまうものなのです。

このような事情を知っているので、「いきなりスクワット」を勧める風潮には、ちょっと首をかしげてしまいます。

では、どうすればいいのか？

あなたはもう答えをご存知です。そう、「**止める**」ことで、問題は解決します。止めることで、しかるべき神経がしっかりと活性化され、フォームも体に染み込んだ後に初めて、本格的なトレーニングを始めればよいのです。

この順番を間違ってはいけません。スクワットのように多くの関節を同時に動かす種目、すなわち多関節種目を高齢者の方に教えるのであれば、こうした手順を守ることは必須とも言えるでしょう。

だから、私は高齢者を対象とした筋トレを行うとき、必ず動作を止めることを指導しています。

しかし残念ながら、一般にはこうした説明もなく、「とにかくスクワットさえやっていればそれでいい」という言われ方もしています。

皆がいいと言っていても、**スクワットを**「**やってはいけない**」**場合があります**。周囲に流されず、ご自身で判断しましょう。特に次の2つに当てはまる場合は、要注意です。

1つ目は、**スクワットがきつくて続かない場合**です。

多くの関節を動かすということは一度に多くの筋肉を一緒に動かすということになります。同時に多くの筋肉に負荷がかかるのですから、当然きつくて辛い運動になります。これが「多関節」のトレーニングです。

このようなきつくて辛い運動に、徐々に慣れていくならまだしも、最初からいきなり耐えられるのはアスリート、もしくは筋トレのメカニズムを熟知している方だけでしょう。

筋トレの経験がほとんどない方であれば、ストレスの大きさに、辞めたくなってしまうのも無理はないのです。ケガをする前に、体の声に従って止めるのが正解です。

２つ目は、特に高齢者の方に多いのですが、**トレーニングの実感がいつまでも湧いてこない場合**です。

本当に効果的なトレーニングであれば、やっている最中も充実感があり、終わった後は前よりむしろ体が軽くなっているはずです。

そう感じられないのなら、間違った動作を行っている可能性が大。筋トレが嫌いになってしまう前に、今までのやり方を疑うべきでしょう。

年をとると、筋肉を上手にコントロールする筋能力が低下してきます。最初から一度に多くの筋肉を意識して動かすことができないのも、無理はないのです。

そこで無理をしてしまうと、肝心の鍛えたい筋肉以外の部位をつかってしまうことが多く、効果が半減してしまいます。辛いだけで成果も出ないなら、自分にむち打ってスクワットを続ける必要などないのです。

「健康になろう！」という意欲を、宝物のように大事にしましょう。
きつくて難しく、効果も出にくいスクワットなどの種目は「**止《や》めましょう**」。
かわりに動作を「**止《と》めましょう**」。
それが遠回りのようでいて、実は健康への最短距離なのです。

「止める」だけで元気になったエピソード

ここで、実際に「**止める**」トレーニングで、元気になった方の事例をご紹介しましょう。

最初は、**70代の女性、Cさん**です。

Cさんは体力がすっかり衰えてきたのを感じて、私のところにご相談にいらっしゃいました。

やはりきっかけは転倒でした。

小さなお孫さんとの散歩中に、お孫さんの足とご自分の足が絡み合い、体勢を崩して転んでしまったのだそうです。お孫さんの方は無事でした。

ショックだったのは、転んだことそのものよりも、軽くて小さな足にほんの少し絡んだだけなのに、バランスを崩して大きく転んでしまったことです。

「あー、このまま、孫と散歩もできなくなってしまうのか」そう考えると何だか妙に老け込んでしまって、生活自体、すっかり消極的になってしまったのです。

その後自己流で、ウォーキングや、スクワットなども試してみたそうなのですが、効果が出ない上に気も乗らず、なかなか続きません。悩んだ末に、思いきって私のジムにいらっしゃったのです。

　私は、むしろトレーニングを途中で止《や》めていただいて良かったと思いました。もし無理して続けていたら効果が出ないばかりか、他の部位に負担がかかってしまい、体を痛めてしまっていた可能性もあったでしょう。

特にテレビなどでは、「カンタン」と謳っていても、その中身はアスリート向けのトレーニングをそのまま高齢者の方に当てはめてしまっているものがほとんど。中にはかなり強い負荷を長時間かけるものも散見されるのですから。

さて、その後私はCさんに、「止《と》める」筋トレを指導しました。この本でもご紹介した「コロバヌエクササイズ」を含め、もう転ばないためにCさんに合わせたトレーニングメニューを考案し、実践してもらったのです。

結果はすぐに出ました。トレーニング前に比べて格段に自由に動けるようになり、バランス感覚も向上。それが早い段階から体感できるので、「こんなにすぐに違いが出るなんて思いませんでした！」と喜んでいただきました。

次に、別の方の事例をご紹介しましょう。**60代男性のDさん**です。

Dさんは、体力に自信がなくなってしまい、私のジムにいらっしゃいました。

何気なく毎日上っている駅の階段の途中で、まったく突然に足下がおぼつかなくなり、転げ落ちそうになったのです。

それまでの人生でそのようなことは一度もなかっただけに、「このまま年をとっていったら、いつ転んでしまう分からない」という不安感が募ってしまったのでした。

これなどはまさに、さほど筋力は落ちてないのに自信がなくなってしまうケースです。

原因はやはり、神経が筋肉をコントロールする「筋能力」。

階段の上り下りという動作は簡単そうでいて、実は多くの関節と筋肉に負荷がかかるとても複雑な動作。当然、脳と筋肉の間に交わされる信号も情報量が多いのです。

だから神経の伝達が弱くなって筋能力が落ちてくると、最初に影響を受けやすいのがこの階段の上り下りなのですね。

私たちが転ばないで安定して動くためには、脳がしっかりしているだけでも、筋肉が十分あるだけでもダメで、その２つをつなぐ筋能力がうまく電気信号を伝えることが大切なのです。

そこで私は、筋力が落ちていないこと、脳もしっかりしていることをお伝えし、自信をなくさないように励ましつつ、「**止**《と》**める**」指導をスタートしました。

Dさんは日々の生活の中で、不得意な動きを避ける傾向がありました。だから最初は両腕を上げても、高さが左右揃えられないほど筋能力にバラつきがありました。そうした偏りが、階段での不安定さにつながっていったのでしょう。

そこで私は、片腕、片足の筋肉に力を入れたまま動きを止め、静止してもらうだけのエクササイズを提案。それを無理なく何度も繰り返すことから始め、力の入る範囲を少しずつ広げていきました。

結果、Dさんはたとえ重たいダンベルを持ったときでも、手足を正確に左右対称にコントロールができるようになりました。もちろん、階段での不安などどこかに飛んでいってしまったようです。

生活でも「身体をコントロールできている感」を日々感じ、毎日の暮らしに張りがでてきた、と嬉しそうでした。

それから6年ほどたった現在でも、Dさんは毎週のエクササイズは欠かさず行っています。脂肪は落ちて筋肉が増え、肌ツヤや表情までもすっかり若々しくなって「同年代の友人からよく、若返ったと言われますよ」と笑顔で語ってくれます。

いかがでしょうか。

筋能力が落ちると、人は意外なほど転倒に対して脆くなってしまうもの。年齢を重ねれば、転びやすくなってしまうのも無理はありません。

しかし同時に、**人は誰でも、何歳からでも体力を取り戻せる**のも事実なのです。そして日常生活がラクに、楽しくなってくるのですね。

高齢になってからのトレーニングは、楽しくなければやってはいけません。コロバヌは楽しく明るく、そして元気になれるエクササイズなのです。

体力自慢ほど転んでしまう？ 意外な理由とは

さて、若い頃体力自慢だった方や、今も運動好きでトレーニングに親しんでいる高齢者の方もいるでしょう。中には、「自分は運動神経が発達しているから、年をとっても転ばないよ」という方もいらっしゃるかもしれませんね。

しかし、実はそういう方こそ要注意なのです。

その理由は「**神経の偏り**」にあります。

私たちは普通に生活していれば、いつも行う動作と、そうでない動作が生まれるのが自然なことです。だから神経が発達しているところと、発達していないところの差が徐々に広がっていきます。

そして実は体力自慢の人は、筋能力が低いところの動きは使わない傾向が普通の人よりも強いのです。うまく身体を動かしたときの喜びを知っているからこそ、その快感を得るためについ偏ってしまうのです。

若い頃はそれもでもなんとかなりますが、年をとると状況が変わります。なまじ体力には自信がある分、部位によって筋能力に大きな差が開いていることに気づきません。意外に簡単に転びやすくなっていることにも気づかないまま、盲点だけが大きくなっていくのです。

たとえば、スクワットが日課で、足腰には自信がある、という人がいますね。しかし本人は左右の足に均等に体重がかかっているつもりでも、実はどちらかの足に偏っていることがほとんどです。そうなるとトレーニングをすればするほど、差がどんどん広がってしまいます。

左右均等ではないのですから、当然重心のズレも大きくなってきます。鍛えれば鍛えるほどバランスがどんどん悪くなって、むしろ転びやすい身体になってしまうのです。

こうしたことは、若い人にも起こります。

筋トレの中で、見栄えが良くなる部位だけをトレーニングして、そうでない部位はあまり鍛えない、といったケースはよくあります。目立ちやすい体の外側の筋肉はよく鍛えるけれども、目立たない内側のインナーマッスルは鍛えない、という人も多いです。

あるいは、動かしていて気持ちがいい動作ばかりやってしまう、ということもあるでしょう。神経が筋肉をコントロールできている感覚は気持ちがいいものだからです。

全身をバランスよく鍛えるべき、というのは誰もが分かっていることなのですが、よほど気をつけていないと難しいのです。

かといって、放っておくと筋能力の差がさらに大きくなっていってしまいます。

そうなるとたとえば、ある日突然ぎっくり腰になってしまった、というようなケガの形で現れてくることも。いわば、身体がズレを教えてくれているのですが、そうなる前に解決したいものですね。

いかがでしょうか。

トレーニングに親しんでいる人でも、バランスよく神経を鍛えるのは難しいこと。だからこそ、最初は無理なくシンプルな動作で、しっかりと止めながら鍛えましょう。神経も確実に鍛えられ、徐々にバランスも良くなります。

そしてそのことは、必ず実感できます。私が指導したジムの会員さんたちが、それを証明してくれています。なにしろ7割以上の方が、10年以上も通い続けてくださっているのですから。

「転ばない」は踏ん張りが9割

運動神経の良し悪しは、あまり転倒に関係ない、というお話をしました。筋能力が偏ってしまえば、人は転びやすくなるのでしたね。この落とし穴を避ければ、少なくとも転びやすい身体ではなくなります。

いわばマイナスからゼロに戻った状態といえるでしょう。

では、さらに転ばない身体になるために、積極的に鍛えるべき要素とは何でしょうか。つまり、ゼロからプラスに持っていくには、どうすればいいのでしょうか？

結論からいえば、「踏ん張る」能力を高めることが大切です。

いざ転びそうになっても、この能力が高ければ素早く、そして力強く筋肉に力が入り、転ばずに済む可能性が高まるからです。

第1章でもお伝えしましたが、私たちは「視力」「体幹」そして「バランス能力」によって、転ばずに歩くことができています。

つまり踏ん張る能力は、この３つの能力を統合したものです。神経と筋肉が高度に連動した、転ばない力を測る指標なのです。

踏ん張る力を鍛えられるかどうかが、転ばないために良いトレーニングか、そうでないかを分ける基準になります。

そして踏ん張る力を鍛えるには、動作を「**止**《と》**める**」のが最短距離です。

一番力を入れなければいけない力の配分や筋肉のテンション、関節の角度を、止めることでまず身体で覚える。そうすればいざというときも、とっさに身体が最適な反応をして「踏ん張って」くれるのです。

逆にいえば、たとえスクワットやスポーツに親しんでいても、踏ん張る力が向上しないのであれば、転んでしまいます。

人は動きがあるとラクをしてしまうからです。

普通のスクワットは常に動いていていますから、筋肉にかかる力や関節の角度やなども動きの中で常に変わってきます。筋肉に効かせたいときでも関節を動かして逃がしてしまうことができてしまうのです。

こうなってしまっては、いかに素晴らしいアスリートがやっているトレーニングでも、転倒を防いではくれないでしょう。

何があなたにとって最適なエクササイズか？　ぜひ考えて見てください。

踏ん張るポイントは「お尻」にあり！

ここで2つ質問させてください。

あなたは座るときに、

「よいしょ」などの声を出しながら座ることが多いですか？

「ドン！」という感じで、勢い良く座りますか？

この質問をさせていただいたのは、お尻の筋力をチェックするためです。

この**2つの質問のうち1つでも、「はい」と答えた方は、お尻の筋肉が落ちている可**

能性があります。落ちてるから声を出して力を出そうとしているからであり、力が入らないからこそ勢い良く座ってしまうのです。

お尻の筋肉というのは、転ばない上でとても大切です。

なぜなら、上半身の筋肉と下半身の筋肉をつないでいる要の部位が、お尻だからです。

たとえば下半身とお尻は、ももの裏側の筋肉でつながっています。この部位はハムストリングス（大腿二頭筋・半膜様筋、半腱様筋の総称）とも呼ばれており、足を蹴り出して体を前に進めるという動きの元となりますです。

お尻の筋肉が弱くなると、一緒に足の筋肉も弱くなってしまいます。そして歩く動作から力強さが失われ、バランスを崩したときに踏ん張ることができず、転びやすくなってしまうのです。


このように大切なお尻の筋肉ですが、高齢者の方は徐々に弱ってしまいがちです。

というのも、高齢者の方は1日の大半を座っていることが多いからです。

ずっと座っているとお尻は体重でつぶされ、股関節も折れ曲がります。ほとんど止血に近い状態になり、血流がかなり少なくなってしまいます。栄養素が筋肉に行かなくなるので温度も下がり、筋肉がかたくなる。だからお尻の筋肉が、徐々に失われていってしまうのです。

そこで、意識的にお尻を鍛えていく習慣が大事になってきます。**この本でお伝えしている7つのコロバヌエクササイズも、全てお尻を意識しながら行う内容になっています。**

コロバヌエクササイズの工夫は、それだけではありません。

自分のお尻は見えませんから、意識しづらいですよね。見えていないところは、意識する時間というのが短くなり、トレーニングの効果も限られてしまいます。

そこでコロバヌエクササイズでは、お尻の「**決めポーズ**」があります。

自分のお尻をさわって意識をもっていく。キュッと力が入っていることを確認して、さらにグッと力を入れる。

こうやって意識を高める工夫が、効果的にあなたのお尻を強くしてくれるのです。

余談ですが、コロバヌの「決めポーズ」の由来は、ボディービルダーのポージングです。私はパーソナルトレーナーとして活動する傍ら、ボディビルダーとしても20年以上大会に出場し続けているのですが、この経験が活きています。

実はポージングは、個別の筋肉を強く意識できる方法であり、しかも効果的な「止める」トレーニングでもあります。そしてわずか数分で全身が汗だくになるほどの有酸素運動でもあります。

お手軽でありながらも、あなたのお尻を鍛える上でとても効果的。あらゆる筋力トレーニングのエッセンスが詰まったコロバヌエクササイズで、ぜひ強いお尻と踏ん張る能力を両方手に入れてください。

「認知症」と転倒の、深いつながりとは？

さて、私が経営する中高年専門のパーソナルトレーニングジム「心身健康倶楽部」では、あるモットーを掲げています。

それは、

「人生は筋肉だ！」

というものです。ちょっと大げさだと思われたでしょうか？

しかし実は、誇張でもなんでもなく、高齢者の人生の質は、筋肉と深い関係があるのです。

そのキーワードは、「**認知症**」。

そのメカニズムはこうです。

高齢者が転倒などで骨折すると、回復に時間がかかり、寝ている時間が長くなります。すると下半身の筋力が使われなくなり、徐々に失われていきます。これが大きな問題です。

というのも、下半身の筋肉は全身の3分の2を占めていますので、ここが減ってしまうと、かなりの血液が余ってしまうためです。血液とは全身に栄養を運ぶのが大きな役目ですから、それが余るということは、エネルギー自体をあまりを摂取しなくてもよくなるということ。身体も栄養をそんなにとらなくていいと判断し、食欲が細くなってしまいます。

血流も栄養も減るのですから、当然脳への栄養や酸素も減ってしまいます。すると、脳細胞の衰えが加速して認知症になるのです。

つまり、認知症になるきっかけの多くが骨折だとしても、原因は筋肉減少による血流低下、そして慢性的な脳への栄養不足なのですね。これが、筋肉と認知症の深いつながりです。

健康な脳を維持することは、あなたがあなたらしく生き続けることと同義。

だから人生は、筋肉なのです。

なお、そもそもの「骨折」の原因ナンバーワンは、やはり「転倒」です。

だからまずは転ばないようにすること。万一転んでしまったときでも、骨折しないような転び方や骨密度にしておくこと。

つまり**コロバヌエクササイズは、認知症を防ぐための方法でもある**のです。

間違いだらけの高齢者筋力トレーニングの実体

この章では、「神経」の大切さをさまざまな角度からお伝えしてきました。

神経が筋肉をうまく動かす「**筋能力**」は、転ばないことだけでなく広く運動のパフォーマンスを高めるという点から見ても、欠かせない大事なことです。

しかし、世の中を見わたしてみるとどうでしょうか。多くの高齢者の方がこの考え方を知りませんし、教えてくれるプロも多くありませんね。

なぜこのようなことになっているのでしょうか。

その背景には、「高齢者のトレーニングは、集団トレーニングであることが多い」ことがあります。一人の先生が前にでて手本を見せつつ、多数の生徒さんがその真似をする形式ですね。高齢者の方にマンツーマンで指導する形は少数派です。

このような「教室タイプ」の指導が多いことが、筋能力の大切さがなかなか広まらない原因だと私は考えています。

なぜなら、筋能力は動作によって個人差が大きいにもかかわらず、教室タイプでは画一的に同じ動作を一緒にやるしかないからです。

先生がやった動作と同じようにうまく真似するためには、筋能力が必要です。つまり教室タイプの指導は、教わる側に最初から筋能力が一定以上あることが前提なのです。

生徒さんが若い方ばかりであれば、皆さんある程度の筋能力がありますから、集団レッスンも成り立つでしょう。

しかし高齢者の方は、そうではありません。長い年月していなかった動作、使っていなかった筋肉というのは、神経が弱まり筋能力が下がっていることも多いもの。だから、どんどんうまくなる人と、いつまで立っても上達しない人の格差が生まれることになります。

そして残念なことに、後者の方は自分に失望しつつ辞めていってしまうことが多いのです。「自分は運動が苦手だ」という思いを強めて運動を避けるようになり、筋能力がますます落ちていってしまうという悪循環になっています。

もちろん先生の側も、熱心に指導をされているのでしょう。しかし相手は集団なので、一人ひとりへのフォローにはどうしても限界があります。生徒さんが多数であればあるほど、注意力も指導時間も分散されて薄くなるのは避けられません。

教室の経営者にしてみれば、１対多という形は経済的には合理的ですから、なかなか変えるに変えれない、という事情もあるのかもしれません。

このように、筋能力を指導しようにもできない形になってしまっていることが、普及を妨げているのだと思います。

ちなみに私が経営するジムでは、全て店舗の全てのトレーニングが、**パーソナルトレーナーとの一対一の個別指導**です。

私は20年以上も中高年の方を個別指導しているのでよく分かるのですが、この形であれば、どんなに運動が苦手な方でも、体力が落ちたと感じている高齢の方でも、必ず筋能力は戻ります。むしろ若い頃よりも強くなる方も大勢いらっしゃいます。

この本を通じての個別指導で、あなたにもぜひ筋能力を向上していただきたいと思います。

「転ばない」動きとトップアスリートの深い関係

この章の終わりに、これまでお伝えしたことを振り返りましょう。

なぜ、「**止**《と》**まる**」動作が重要なのか。それは、効果的に「神経」を強化できるからでしたね。もともと筋肉というのは脳からの電気信号を受けて筋線維に力を入れています。信号を一定時間入れ続けるということは、その分信号の受信量が増えるのです。

「**止**《と》**まる**」ことは、筋肉にも直接の好影響があります。一番効くところで長くとめられるので、筋肉の特定の部位に、大きな刺激を与えることができるのです、つまり最も効果的なスティッキングポイントで効かせることにもつながるし、持続的に力を入れ続けることにもつながってくるのです。

このように2つの効果を通して、神経と筋肉を効果的に強化することが、筋肉を自在にコントロールできる「筋能力」をも高め、いざという時に「踏ん張る」ことにつながってきます。

このようなメリットを確実に得るために、「決めのポーズ」をつくってもらいます。

だからコロバヌエクササイズでは、運動が苦手でも、転ばない身体をつくっていけるのです。

私たちはキツい動き、派手な動きほどトレーニング効果が高いと考えがちです。

だからアスリート向けのトレーニングを、安易に高齢者にも取り入れる傾向も見受けられます。

しかし、高齢者には高齢者に適した方法があり、転ばないという目的のためには、それに最適な方法があるのです。

「**止**《と》**まる**」という地味な動きの方が、転ばないための安定と瞬発力を両立しやすいというのは、その証明なのですね。

ちなみにアスリートの世界においても、こうした考え方は大切です。

たとえばスピードスケート。スピードスケートといえば、すごい瞬発力というイメージがありますね。

しかし全速力で滑っているとき、実は股関節と殿筋は静止しているのです。足で地面を激しく蹴る動作を支えているのは、止まっている関節と筋肉。逆に、静止すべきところが動いてしまうと、上体が立ってしまいます。すると空気抵抗が増してスピードが落ちてしまいます。

だからトップアスリートになればなるほど、地味な動きを大事にしているものなのです。

このように、人間の身体は、動きが大事な場面では、核となる筋肉は静止していることが多いのです。すべての競技において、静止する筋肉が、動いている筋肉を支えているといっても、過言ではないでしょう。

高齢者が転ばないことと、アスリートのパフォーマンスに共通点があるのは面白いですね。

そういう意味でコロバヌエクササイズは、運動というものの「静と動」についてのイメージを変えるもの、といえるかもしれません。従来のトレーニングで重視されちた「重さとスピード」という常識に異を唱え、「**止《と》まる**」という概念を再評価して、効果的に転ばない身体をつくるメソッドなのです。

第4章

転ばないための
「筋肉」のはなし

「転ばぬ先」に必要なのは、腰まわりの筋肉

この章では転ばないために「**筋肉**」が大事であることを、お伝えしていきます。神経と筋肉の両面から知識を得ることで、一生「転ばない」生活習慣を手に入れることができます。それだけでなく、周囲の大切な方にも「転ばない」ための好影響を与えられるようにもなるでしょう。

さて結論から言いましょう。

転ばないために最も重要な筋肉は体幹、特に「腰まわり」の筋肉です。

具体的には、背骨を支える脊柱起立筋と、お腹まわりの腹横筋、腹直筋、腹斜筋の腹筋群。そしてお尻の大殿筋、細かくいえば大殿、中殿、小殿という3つの筋肉。これらが骨盤の周囲を固めている筋肉たちなのですが、私はそれを総称して「腰まわり」と呼んでいます。

ではこの腰まわりの筋肉が、なぜそれほど重要なのか？

それは人間の身体が、背骨を中心として「上下・前後・左右」に拮抗することで安定するよう

に出来ているからです。

まず「**上下**」についてです。

ご存知の通り、人間の体でもっとも重たい部位は頭です。その重たい頭を支えるのが背骨ですが、上のほうは細く、だんだん下に行くほど太くなっています。

名称で言えば、上から頚椎《けいつい》、胸椎《きょうつい》、腰椎《ようつい》、そして仙骨に下るにつれて、太くなっているのです。下のほうがかかる重さも大きくなるので、強度が必要なのですね。ということは当然、背骨をサポートする筋肉も下に行けば行くほど、強さが求められることになります。

もし下にある筋肉が弱ってしまったら、上に乗っかっている上半身から頭まで、グラグラ揺れてしまい、不安定になってしまうでしょう。そして下にある筋肉こそが、腰回りの筋肉。特に下の方にある大殿筋は重要な役割を果たしています。

だからこれらを鍛え、「上下」のバランスをとることが大切なのです。

次に、「**前後**」です。前後に筋肉が拮抗することで、なぜ安定するのか？

その理由は単純で、前側の筋肉が弱ければ、前のめりにに倒れやすくなる。逆に後ろ側の筋肉が弱ければ、仰向けに倒れやすくなってしまうからです。

倒れないために前と後ろ側のバランスをとろうというのは、直感的に分かりやすいですね。

しかし問題は、人間の体は前後が対象になっていないことです。

みぞおちから下は、肋骨の前側は開いているのに対して、後ろ側は完全に覆われる形になっているのです。肋骨の12番目から下は、前側は骨の空いているスペースがあり、そこを複数の腹筋で連動してカバーする形になっています。

つまり、骨が前後で非対称、筋肉の数もサイズも前後でバラバラなので、バランスがとりにくい。しかしうまく拮抗してバランスをとらなければ、転びやすくなってしまう。

そこで腰回りの筋肉をグループで捉えることが大事になります。

そして前後のグループを意識して拮抗させることが、転ばないために大切になってくるのです。


最後の「**左右**」の筋肉についても、理由は同じです。

左右の腹斜筋がしっかりとバランスがとれていないと、横側に傾いたり、うねって腰骨がずれたりしてしまいます。そうならないためにバランスをとろう、という話なのです。

ただ、実際はそう簡単ではありません。左右の腹筋は、普段の日常生活ではあまり使われないからです。筋力が衰えやすいし、衰えても気づきにくい。さらには使われないので皮下脂肪もつきやすく、筋力が隠れてしまってさらに意識しにくくなってしまうのです。

その証拠に、高齢の方は横から強風が吹いただけで転んでしまう人が多いです。あるいは、ちょっと横から押されただけでも、大きくよろめいてしまうことも。

そうなる前に、意識して「左右」の腹斜筋を鍛えておくことが、転倒しないために大切なのですね。

これらが、転ばないために、前提として必要な身体の条件です。

つまり「転ばぬ先の杖」とは、腰まわりの筋肉のことなのですね。だからコロバヌエクササイズでは、この部位を重視しているのです。

この「圧」で、あなたはさらに転びにくくなる

腰回りの筋肉が、転ばないために大事であることをお伝えしました。

その大事な筋肉を、さらに効果的に働かせる「コツ」があると知ったら、知りたいですよね。

お伝えしましょう。

そのコツとは、「**腰回りに圧をかけること**」。

平たく言えば、おなかに力が入ると、全身に力が入りやすい、ということです。

腰まわりに圧がかかると、腹圧も含めて腹横筋、脊柱起立筋も緊張がぐっと入ります。その状態では、筋肉に力が入りやすくなり、脳と筋肉の連携もスムーズになります。それはもちろん、「転ばない」ことに直結します。

このことは、経験的に昔から多くの人が知っていました。

たとえば武道は「丹田」という言葉が良く使われますが、これはまさに腰回りの中心部です。丹田に意識を集中することで、大きな力を素早く出せるのです。科学的な裏付けがなかった時代から、経験則により正解にたどり着いていたのですね。

普通の筋トレやエクササイズでは、動作を続けるうち、別の筋肉に認識が行ってしまうことが多いもの。しかし腰の意識が抜けてしまっては、いざ転びそうになったときにも力は入りません。

だからコロバヌエクササイズでは、腰まわりに力をいれることを、意識するように促しているのです。

また、前章までにくり返しお伝えしてきた「止《と》まる」という動作も、圧をかけることと関係しています。

腰回りの筋肉を引き締めて圧をかけるには、動きながらではどうしても力が抜けてしまいがち。だからしっかり動作を止めることで、筋肉をしっかり緊張させて圧をかけるのが正解です。

このような工夫により、コロバヌエクササイズでは腰まわりの筋肉をバランスよく、しっかり鍛えていくことができるのです。

上手な転倒とは、ファインプレーである

このようにして、腰回りの筋肉をしっかりと鍛え、圧をかけることができるようになればしめたもの。

熟練した「転倒のエキスパート」となり、その動作はもはやファインプレーの域に達していることでしょう。

ここで実例として、私のジムに通っている**Eさん**のエピソードをご紹介しましょう。

Eさんはこの当時**86歳**。体重は30キロ台で、ちっちゃなおばあちゃん、という感じの方です。

ある日、Eさんは都心で買いものをしていました。買い物袋を両手で持ちながら、通りを歩いていたそうです。ビル街だったため、ときおり突風が吹いてきます。

身体が小さいので普段から風にあおられがちなのですが、案の定、Eさんは階段を上りきった場所で、突風に吹きつけられました。高層ビルから吹き下ろす強風です。あおられて、いま上ってきた階段の側に転げ落ちそうになってしまいます。

しかし小柄とはいえ、腰回りの筋肉をしっかり鍛えているEさんは、とっさに「後ろ側に倒れると危ない」と感じ、側面の腹筋を締め、横側に体勢を逃がすことができました。

しかし両手に荷物を持ったまま勢い良く倒れ込んでおり、地面が迫ってきます。

荷物を手放して手をつく時間はないと悟ったEさんは、そのままさらに体勢をひねりつつ、一番距離が近い山側の階段に倒れ込むことに成功します。手がつけないのであえて頭を階段に当てて止まったのですが、転倒の勢いを削いでいるのでダメージはない、ことも分かっていたとのこと。

結果、一切ケガなく転倒することができたのです。

あとでEさんにお話を伺うと、実際の転倒はほんの一瞬だったものの、頭のなかではすごく長い時間のように感じた、とのことでした。「何秒も考える時間があったみたいな感じ」だったそうです。

傍から見れば、転んで頭を打っているのですが、本人の意識としては、「ここに倒れよう、いやこちらがいいかな」という感じで、身体をコントロールしていたのです。

もしこの時の様子が、スポーツのTV中継のようにスーパースローでみれたなら、しっかりと地面を見据え、頭の角度を調整しながら、ダメージが少ないように適切な体勢をとっていくおばあちゃんの姿が見れたことでしょう。

うまく転べるおばあちゃんは、アスリート並みのファインプレーをしていると言っても過言ではないかもしれません。

ちなみにEさんは、その後も変わらずトレーニングを続け、今も元気にお買い物を楽しんでいらっしゃいます。いわく、「いつ転んでも私は大丈夫」とのこと。

あなたもぜひコロバヌエクササイズで、心身健康を守り抜いてください。

「意識」を通していては、遅い！

Eさんのエピソード、いかがでしたでしょうか。

「ちょっと自分には真似できそうにない」と感じた方もいらっしゃるかもしれませんね。

でもご安心ください。というのも、意識してこうした動作をできる人はいないからです。

大事なことは、**無意識に身体が勝手に動く状態に、身体を整えておく**こと。

これはスポーツのファインプレーでも同じでしょう。限界ギリギリの場面で出るファインプレーは、その多くが無意識に繰り出されるものです。日頃練習を繰り返すことで、いざというときに無意識に身体が動くようになっているのですね。

言い換えれば、意識を通していてはファインプレーなど出ない、ということでもあります。

転倒も同じです。

転ぶのは一瞬ですから、普通は気がついた時にはもう転んでしまっています。意識を通していては遅く、身体を動かすには間に合わないのです。

だからこそ、「その時」を意識して筋肉を鍛え、いざというときは身体が勝手に動くようにしておく他に、避ける方法はないのです。

つまり、筋肉と神経ののシミュレーションをさんざんやっているので本番では勝手にうまく行くということ。ある意味当たり前のことですね。

これがコロバヌエクササイズが、転倒に強い理由です。

私が筋肉と神経を活性化させること、その能力である「筋能力」を重視しているのはまさに「この一瞬」のためなのです。

なお、そのような身体の状態になれば、人は自信が湧いてきます。いつ転んでも大丈夫な気がしてくるのです。それは環境の変化に自分が対応できるということを、無意識の自分が理解しているからなのでしょう。

その自信は生活全般に影響します。気持ちに張りがでてきて、「今日はちょっと出かけてみようか」ということにもつながってくるのですね。

ぜひコロバヌエクササイズで、ますます心身健康になってください。

良いエクササイズは、終わると「喜び」が湧いてくる

さて、この本は実戦的な内容となっているだけに、読みすすめていくうちに「とてもキツいことをしなければいけないのでは？」「辛いと続かないんだよね…」と、不安になってしまう人もいるかもしれません。

でも、その心配はありません。

コロバヌエクササイズなら、トレーニングが終わった後、むしろやる前よりも元気になれるのです。筋肉は軽くなり、全身に活力がみなぎってくることでしょう。

それはなぜか？

ポイントは「血流」にあります。コロバヌエクササイズによってあなたの身体に起こる、一連の流れを説明しましょう。

1　神経への刺激が大きいため、筋肉への信号伝達がよくなる

↓

2　伝達がよくなると、筋肉に力が入りやすくなる

↓

3　力が入りやすくなると、筋肉に血流が起こる

↓

4　血流が起こると筋肉がよりほぐれて動きやすくなる

↓

5　ほぐれて動きやすくなったため、身体が軽く楽になったと感じる

いかがでしょうか。こういう一連の流れによって、やる前よりもむしろ元気になれるのです。

しかもコロバヌエクササイズが習慣化すると、さらなる好影響があります。

身体は刺激に対して適応しようとするため、筋肉が強く大きくなり、同時に心肺能力も上がってきます。

だからエクササイズを継続していくと、前よりももっと軽くなるのです。

私が指導している多くの方は、そこで皆さん「あれっ」と思うそうです。以前と同じ動きをしているのに、ずっとラクに軽く感じるからです。

それは「**成長の喜び**」そのものですね。

自分の体が時間が経つにつれ、将来どんどん良くなっていくんだ、という気持ち。明るい将来を確信できる喜び。これは何ものにも変えがたい喜びです。

この「成長の喜び」が、エクササイズの習慣を定着させてくれます。「もっとやりたい」「ずっとやり続けたい」と感じるからです。というのも、人間の脳は、課題をクリアして、成長を実感したとき、快楽のホルモンと言われるドーパミンが分泌されるのですね。言い換えれば、たとえ痛みがあったとしても、「心地よい痛み」に変わっていく、ということでもあります。

エクササイズをすればするほど自分は元気になれる、転ばなくなれる、という確信が、自分の中で深まっていくことでしょう。それが、あなたをさらに活動的にしてくれます。エレベータがあっても、階段を上り出すのもこの頃です。「あれはできる、これもできる」と感じられますから、活動の範囲もどんどん広がっていくでしょう。

トレーニングはそこまでつながって初めて、「生活の質」うんぬんを語る資格がでてくるのだと思います。そこまで設計して、身体だけでなく、心も健康になれるエクササイズ。「心身健康」になれるのが、コロバヌエクササイズなのです。

筋肉が引き締まる生活習慣とは？

転ばないために大事な筋肉、腰まわり。

しかし、残念ながら私たちはこれらの筋肉を日頃使わず、衰えさせてしまいがちです。

なぜなら、私たちは「ラクをしたい」生き物だからです。

たとえば、足下になにか物を落としてしまい、手で拾おうとする時。

あなたは、なるべく膝を曲げずに、腰を曲げるだけで取ろうとしませんか？

もし膝も足首も深く曲げて手を伸ばせば、腰への負担も少なく、体勢も安定するはずです。しかし多くの人は不安定な姿勢で、腰だけを曲げて手を伸ばしがち。

なぜかといえば、ラクだからです。しっかりと膝や足首を曲げるということは、その周囲の筋肉を働かせることになりますから、キツい動きです。そのことを無意識に予感して、きつい動きを無意識に避けてしまうのです。

もちろん、「私は膝を曲げてかがみます」という方もいるでしょう。

しかしその場合でも素早く反動を使い、できるだけ力を入れないで済むように動くはずです。

もしわざわざ「ゆっくりと、筋肉に効かせるようにかがみます」という方がいたら？その人は私と同じ、よほど筋トレが好きで、生活習慣にまでなっている方に違いありません。ただ残念ながら、そうした方はまだまだ少数でしょう。

高齢になればなるほど、こうした「ラクをしたい」傾向は強まります。生活全般でラクをし、そしてますます筋肉を使わなくなり、衰えさせてしまうのです。

日頃ラクしてしまいがちなのは、しかたありません。人間はそのように出来ているのですから。しかしその分、生活習慣に筋肉を衰えさせない要素を、しっかりと補っていきたいものです。

コロバヌエクササイズが続けやすい内容になっているのには、こうした背景があります。

高齢者の方でも無理なく続けられるので、生活習慣に取り込みやすいのです。一度のエクササイズで疲れてしまうのではなく、むしろもっとやりたくなる。やったあとでは、むしろ身体が軽くなっている。

だから長い人生の中で筋肉を衰えさせず、むしろ前よりも強くしてくれるのです。

多くのトレーニングやエクササイズが、こうした中長期の視点を持っていないように見えるのは残念なことです。一時期やる気が高まっても、しばらくしてやらなくなってしまっては、筋肉が衰えてしまいます。辞めてしまった罪悪感から、次のトレーニングを敬遠してしまう人もいるでしょう。短期的に成果を競うのは、アスリートの世界だけ。高齢者のコロバヌ世界では、中長期で続けることこそ肝要なのです。

昔から親しまれている言葉をもじって、私はこうお伝えしたいと思います。

「**継続は〝筋力〟なり**」と。

筋肉は「3つの感覚」を活かせばもっと強くなる

ここでさらに、コロバヌエクササイズに隠されている秘訣をお教えしましょう。

それは、「**3つの感覚**」をつかうと筋肉が強くなる、ということです。このことを私は「三感筋トレーニング」とも呼んでいます。

ご説明しましょう。

そもそも３つの感覚とはなにか？　それは、「視覚」「触覚」「聴覚」の３つの感覚です。

なぜ3つの感覚を使うと筋肉が効果的に強くなるのか？　それは、脳は刺激の種類が増えると、筋肉をより強化するからです。それが短時間で少ない回数でも効果が出る、ということにつながってくるのです。

まず人間の中で、脳が刺激を受けやすいのが「視覚」です。だから動かしている筋肉を見るだけで、脳への刺激が確実に増えます。脳が筋肉に指令を出すだけでなく、逆に筋肉から脳に、刺激のフィードバックが増すのです。

このことは専門的には「求心性神経伝達」というのですが、このことがさらに筋肉を発達させてくれます。きついと感じる感覚が大きいと、その情報が脳から視床下部に伝わって、そこから成長ホルモンの分泌というアクションにつながってくるのです。

次に「触覚」です。使っている筋肉に触れると､手から脳に情報が伝わります。全身の中で、その筋肉をより識別しやすくなり、刺激が増えます。刺激が増えると筋肉への刺激も増え、効果的に鍛えられるのは、視覚と同じメカニズムです。

最後は「聴覚」です。今どこの部位を使っているかということを、自分の口で声に出すのです。もしトレーナーがいれば、その人に「いまお尻を動かしていますよ」というふうに、言ってもらうのでも大丈夫。聴覚から情報を入れてあげると、やはり脳への刺激がアップします。

これら3つの感覚の相乗効果で、より筋肉に意識が持てて、刺激が増え、トレーニング効果がアップするのです。

これらの秘訣は、実はボディビルダーのような筋肉の専門家も活用しているものです。

しかし私は、むしろ高齢者の方にこそ、こうしたテクニックをつかってもらいたい。そして筋肉を効果的に鍛えて、転ばない身体をつくっていただきたいと考えています。

そのための秘訣が盛り込まれたコロバヌエクササイズで、ぜひ効果的に筋肉を鍛えてください。

高齢者が魔法のように転ばなくなる「姿勢」

これから、ある「**姿勢**」をお伝えしましょう。

どんな高齢者の方でも、これから説明する姿勢をとるだけで、格段に転びにくくなります。この姿勢をとれば、身体を瞬時に最も転ばない状態に戻すことができます。

それはどんな姿勢なのか？

このように、股関節を折って膝を曲げた状態で、背筋が伸びた状態です。

重心が足の裏の土踏まずから、まっすぐ上に耳の横まで貫いています。

このとき、膝と股関節の角度とお尻の角度が、それぞれ約60度になっていることが大切です。こ

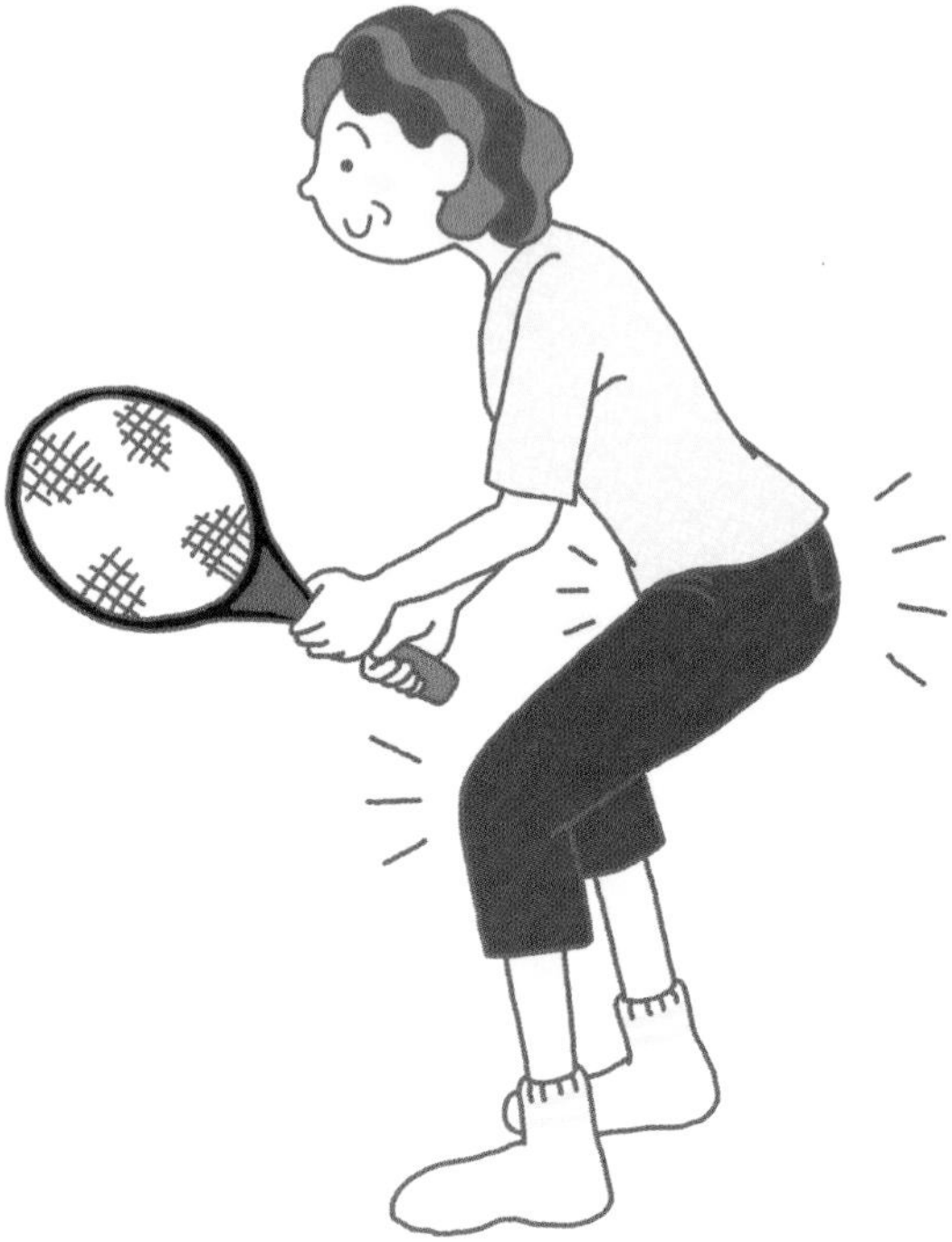

の角度が一番腰とお尻に力が入るため、力強く、しかも素早く動けるポジションだからです。

この姿勢、どこかで見たことがありませんか？

そう、多くのスポーツで見られるのです。

たとえば、野球の守備はこの姿勢から始まります。速い打球に素早く反応し、しかも即座にボールを投げ返せる安定した動作を生み出すための構えです。

テニスでは、ラケットを構えているときがそうです。高速で打ち込まれるボールを待ち、素早く反応して力強く打ち返すための準備体勢です。

他にも、スピードスケートのスタートの姿勢、スキーのジャンプ競技の姿勢、ラグビーでスクラムを組むとき、相撲で四つに組んだとき…などなど、多くのスポーツが共通して、この姿勢をとっているのです。

これほど多くのスポーツでこの姿勢が見られるのは、人間にとって合理的だからでしょう。

強い力を出しつつ、しかも素早く動けること。どんな方向から力が加わっても、どんなスピードでも対応できること。そして自在に身体をコントロールできること。

これらを全て満たすのが、この姿勢。

それは当然、「**最も転びにくい姿勢**」でもあるのです。

私はこれを「**コロバヌパワーポジション**」と呼んでいます。


こうして考えてくると、逆にとってはいけない姿勢も分かります。

たとえば、転びそうで危なっかしいお年寄りの方を見かけたことがあるでしょう。その時の姿勢はどうでしょうか。腰が伸び、膝も伸びてしまっている一方で、背筋は曲がってはいなかったでしょうか。それはまさに、逆の姿勢なのです。私たちはそれを感じとるからこそ、危なっかしく見えてしまうのでしょう。

「コロバヌパワーポジション」を身体に染み込ませることができれば、あなたは格段に転びにくくなります。そして危なっかしい状態になってしまっても、身体を瞬時に最も転ばない状態に戻すこともできるのです。

たとえば、こんなイメージです。

「街中で、ちょっとよろよろしていたおばあちゃんが、信号待ちのときにふと一瞬、野球の守備をする選手のように腰を落としてパワーポジションをセットする。

するとと安定した感覚が戻り、見た目にも頼りなさがなくなって、信号が青になったら別人のように颯爽と歩き出す」。

ぜひあなたも街中で、颯爽と「セット」してください。

さらに転倒するリスクを減らす方法があった！

パワーポジション、いかがでしたでしょうか。これだけでも転倒は激減するはずですが、実は完璧とは言えません。

というのも、歩き出せば別の転びやすい要素が生まれてくるからです。

静止したパワーポジションでは、安定してはいますが、足が左右に揃っています。

しかし実際に動いて歩きだすとなると、足を前後に動かすことになります。前の足と後ろの足が、離れるわけですね。

ここに、転びやすい不安定なスキが生まれてしまうのです。

高齢者の方が「歩幅が狭くなる」理由もこれで説明できます。

足をそろえた状態が一番安定しているので、その状態からできるだけ近い状態をキープしたくなるのです。そうすると狭い歩幅で「ちょこちょこ」と小股で歩く、あの歩き方になるのですね。

でも小股で歩こうとも、足を前後に開いて不安定になることに変わりはありませんから、結局転びやすさは増してしまうのです。


ではどうするか？

「足を前後に開いたときでも、しっかりと安定して力が出る」なら、転びません。

腰まわりの筋肉をしっかりと使うことで問題は解決します。

そこで「コロバヌパワーポジション」を覚えた次は、「**足を前後に開いたパワーポジション**」も覚えましょう。

実は、あなたはこの姿勢をもう知っています。第2章のエクササイズです。各エクササイズで共通しているのは、足を開いた状態で、腰をかがめて止まることです。それは力が入る筋肉の位置、角度、感覚がどういう状態なのかを、脳に記憶させるためです。しかも「**止**《と》**まる**」ので、神経の信号は大量に送られ、効果的に記憶されているのです。

だからこのエクササイズを行なったなら、あなたの神経はすでに活性化し、同時に対応する筋肉も効果的に鍛えられているのですね。

だから、やるべきことは何も変わりません。いつもの生活の中にコロバヌトレーニングを取り入れているだけで、歩幅を大きくしても、安定して力強く歩けるようになっていくことでしょう。

もし、歩き続けて疲れてしまい、再び不安定になったら？

そう、「セット」ですね。

いったん立ち止まり、「足を前後に開いたパワーポジション」を再度セットしましょう。

日頃エクササイズを行っていれば、この状態に一回戻るだけで神経が再び活性化され、筋肉を自在にコントロールする筋能力が戻ってきます。

いつでもどこでも、常に転ばない状態をキープすることができるのです。

なお、プロスポーツ選手やアスリートが、決められた手順で同じ動作を行なう「ルーティーン」というものがありますね。野球のイチロー選手や、ラグビーの五郎丸選手などが有名ですが、あれも一種の「セット」です。神経の感覚をリセットして、筋肉が準備された最高の状態を作るために行なっているので、見た目は違っても、その意味するところは近いものがあるのですね。

道を歩いているおじいちゃん、おばあちゃんがふと「セット」する日常。そんなカッコいい光景が日本から世界に広がることを、心から願っています。

コロバヌエクササイズのすごいダイエット効果

ここまで「転ばない」ことについて徹底的にお伝えしてきたコロバヌエクササイズですが、実は全く別のメリットもあります。

それはズバリ、「**お腹まわりの脂肪が減る**」ことです。

お腹まわりは脂肪がつきやすく落ちにくい、やっかいな部位ですから、これは嬉しい効果です。しかも今あるぜい肉が減るだけでなく、今後付きにくくなるというおまけ付き。

転ばない上に見た目もよくなれるのが、コロバヌエクササイズなのです。

ではなぜ、コロバヌエクササイズでは脂肪も減るのか？

その理由は、体幹の筋肉にあります。分かりやすくお伝えしていきましょう。

年を重ねると身体を横にひねる動きが苦手になってきませんか？　これは体幹の筋がなくなってきた証です。ひねる動作は関節の屈伸とは異なり、ほぼ筋肉によって行われるからです。腹斜筋などの、主に身体の側面の筋肉がその部位になります。

つまりひねるのが苦手になってきたということは、体幹の筋肉が減ってきたサインなのです。そして筋肉がなくなってくると、その部位の筋肉の温度が下がり、固くなり、柔軟性もなくなります。これを筋硬化というのですが、この状態こそが「脂肪がつきやすく落ちにくい」状態なのです。

何もしないでいると、こうした傾向がどんどん進んでいってしまうでしょう。

しかしご安心ください。コロバヌエクササイズで、この流れが逆になります。

体幹の横側の筋肉というのは、転ばないために重要ですから、当然しっかりと鍛えられることになるからです。

人は転ばないようにするとき、足と体幹で踏ん張ることはすでにお伝えしました。そのとき使われる筋肉は身体を横にひねるときに使う筋肉と同じ、腹斜筋などがメインなのです。そうした筋肉を日頃から鍛えることになるので、お腹まわりの温度が上がってきます。すると筋がやわらなくなって柔軟性もアップ。つまり脂肪が落ちやすく、付きにくい状態になる、ということなのです。

コロバヌエクササイズが脂肪を減らすメカニズム、いかがでしょうか。

年を重ねるにつれて身体が固くなること、ぜい肉がつきやすくなること、そして転びやすくなるということは、皆関係があったのですね。

転ばないだけではなく、見た目もよくなるのがコロバヌエクササイズ。

一石二鳥で心身共に、年を重ねつつ健康を維持し続けてください。

コロバヌエクササイズは、イライラも軽減する

コロバヌエクササイズの意外なメリットをお伝えしましたが、実は他にもまだメリットがあります。

それは、「**ストレスが減ってラクになり、心が元気になる**」ということです。

私は中高年専門のパーソナルトレーニングジムを経営していますので、数多くの高齢者の方の

トレーニングを見てきました。おかげさまで長年継続していただける方が多く、10年以上指導させていただいている方も珍しくありません。

皆さんがそれぞれ、日々のストレスをかかえながらジムに来られます。それは家庭の悩み、会社の悩み、お金の悩み…などなど、様々な悩みです。

それだけ長くお付き合いしているからこそ、気づけることがあります。

それは、筋肉が不調のときに受ける精神的なストレスと、筋肉の調子がいいときに受けるそれとでは、心へのダメージが全く異なるということです。

皆さんが私のジムに最初にいらした頃は、身体の機能が落ちてきて、だんだん体が動かなくなってくるときです。このような時は、動作も小さく弱々しいもの。それが心に影響を与えるせいか表情も暗いものです。

そしてお話を伺っていると、自分自身への評価は低く、相手への非難は大きく、将来への見通しも悲観的であることがほとんどです。

しかし、一緒にトレーニングを開始して、筋肉が活性化し、血流が良くなり、体調がよくなり始めるとどうなるか。

それまでとは一変して、スッキリとした表情で、話す内容までポジティブに変わっていることが多いのです。

中長期では、もっと変わります。

筋肉が増えて脂肪が減り、体型が変わってくるころには、性格そのものが明るくなるというか、別人のように前向きな考え方が定着してくるのです。

これらのケースでは、人間関係や生活環境が大きく変わったわけではありません。変わったのは筋肉だけです。

昔から「健康な精神は健康な肉体に宿る」といいますが、私ほどその実例を数多く身近かに見てきて、確信している人間もいないでしょう。

身体と脳の関係はまだ解明されていないことが多いですが、こと筋トレが精神に与える好影響が大きいことは、多くの人が身をもって経験しているといって良いでしょう。

また、「健康は失って初めてそのありがたさが分かる」という言葉もあります。

多くの人は、自由自在に身体が動くことが当たり前だと感じています。

だからいざ自分が高齢になり、自分の体が思うように動かなくなってきたとき、どれほど大きなストレスを日々感じるかを知りません。

健康を失うというのは、病気だけに限った話ではないのです。今よりも少しだけ、身体が思い通りに動かなくなる。今まで当たり前のように出来たことが、ちょっとだけ出来なくなる。これらのことは、想像以上に日々大きな苦痛を心に与えます。

そのせいで、徐々に性格が変わってしまう人もいます。


しかし、コロバヌエクササイズをすれば、話は別です。

年を取っているがゆえにできなくなったことが、再び出来るようになる喜び。

転ばずに昔のように元気に歩ける快活さ。

これらが日々感じられるのですから、イライラも減り、ストレスにも強くなるのですね。

転ばない身体と、元気な心。ぜひ両方を一挙に手にいれていただきたいと思います。

おわりに――コロバヌエクササイズは時代の要請

コロバヌエクササイズについて、多くのことをお伝えしてきました。

この本で書いたことは、私が約20年間、高齢者の方の悩みを解消し、人生の質を上げるために取り組んできたことが元になっています。

しかし昔と違うのは、それは高齢者個人の問題だけにとどまらず、社会全体から求められるようになってきた、ということです。


それはなぜか？

現代はテクノロジーの進歩が、心身の元気をなくす方向に影響を与えているからです。

ここ数十年の、テクノロジーの発展はものすごいスピードです。指先を動かすだけで、多くの仕事や生活すらもできてしまう。

しかし、人間というのはもともと動物です。人類が独自の進化を遂げるようになって約７００万年、狩りをしたり実をとったり、動物として動くことを前提に身体はできていますし、そのために脳も進化してきました。

だから急激な文明のスピードに、心身の機能の変化が追いついていないのですね。
文化と進化が矛盾を来たし、そのギャップが私たちの心身に悪影響を与えているのが、今の時代なのです。

解剖学的にいえば、太ももの筋肉からおへその上ぐらいまでの間の筋肉、つまり体幹の筋肉は、人間の身体の中で一番筋肉が多いところでもあります。筋肉が多いということは、血流の量や流れ、そして質にも密接にかかわってきます。

しかし現代では、これらの筋肉を使わなくとも生きられます。
昔なら外にでて数軒見て回って歩いて買っていたものが、ネットで探して指先を動かすだけで、配達までしてくれる時代です。

特に高齢になれば、日がな一日座っているのでほぼ動いていない、という方も増えます。
そうなると使われない筋肉は弱くなり、血流も減り、栄養摂取も減り…という負のサイクルが生まれてしまうことは、第1章でもお伝えしたとおりです。

神経が筋肉をコントロールする筋能力。そして血流が脳に栄養を運ぶこと。これら全てが社会生活に影響を受けているのですから、使われなくなった能力が退化するのは、当然といえば当然の話なのです。

だから、転んでしまうのです。

今の時代に転倒が増え、深刻な事故も増えているのは、個人の不注意や不摂生というよりも、社会環境がそうさせている面がある。つまり一種の文明病といえるのではないか、と私は考えています。

ここで手を打たなければ、今後ますます転びやすい方向に世の中が行ってしまうでしょう。

従来は便利さは無条件に正しい、と歓迎されていましたが、これからはそこをマネジメントする時代になります。ネット通販や宅配などで楽した分は、最新のトレーニング理論を用いて、しっかり心身をマネジメントしていくこと。

この本でお伝えしたこと、加齢に伴って一番衰えやすい体幹の筋肉や、お尻や足の筋肉を重点的に鍛えることは、そのためのサンプルとも言えるでしょう。

「転ばない」心身を手に入れる方法を学ぶことは、文明の負の影響から逃れ、心身健康になり、個人が自らの幸福を最大化するための戦略でもあるのです。

コロバヌエクササイズをあなたの人生に取り入れることが、単なる運動の域を超えて、これからの人生をどう送るべきかを考えるきっかけになれば嬉しく思います。

枝光　聖人（えだみつ・まさと）

日本初！中高年専門パーソナルトレーニングジム心身健康倶楽部代表（商標登録済）
心身健康トレーナー養成スクール最高責任者
全日本心身健康協会代表理事

高齢化社会の到来により高齢者の健康寿命に注目し、20年前より中高年に特化したパーソナルトレーナーとして活動を始める。高齢者の筋肉を付けるために心と環境を整える重要性を痛感し、大学院にて心身健康科学の専門知識を学び修士号を取得。高齢者に最適なメソッドを体系化し、２０１３年にパーソナルトレーニングジム心身健康倶楽部を設立。最高齢95歳の会員や、20年以上継続している会員など、そのメソッドは熱い支持を得ている。他にも筋肉が減らないダイエット、ゴルフ飛距離アップ、マラソン・登山などで怪我しない筋肉作り、生活習慣病、脊柱管狭窄症・五十肩の軽減、うつ病などの予防や改善等、筋トレを通じて様々な問題を解決。テレビにも多数出演し、高齢者の心身健康のために啓蒙活動を行なっている。著者に「はいはいエクササイズ」「老筋トレ」「世界一Tシャツが似合う上半身を手に入れる方法」等。

https://www.shinshinkenkou.com/

Special Thanks to

企画協力　樺木 宏（プレスコンサルティング）

イラスト　あべゆきこ

株式会社 i and d company

シニア専門トレーナーが教える
転倒を防ぐ7つの体操

コロバヌエクササイズ

二〇二〇年（令和二年）十月九日　初版第一刷発行

著　者　枝光 聖人
発行者　伊藤 滋
発行所　株式会社自由国民社
東京都豊島区高田三―一〇―一一　〒一七一―〇〇三三
電話〇三―六二三三―〇七八一（代表）

造　本　JK
印刷所　大日本印刷株式会社
製本所　新風製本株式会社